知名中医专家　中央电视台《百家讲坛》特邀嘉宾　**罗大伦** 著
中医诊断学博士　北京电视台《养生堂》栏目前主编

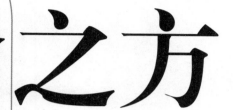

历代大医经典相传

救命之方

中国中青年
易发疾病防治指南

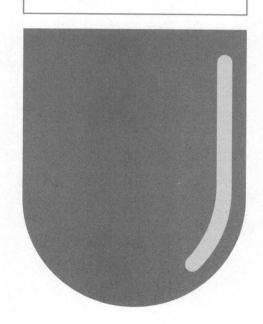

江西科学技术出版社

2018·南昌

再版序

愿大家受益更多

有一天，我去当当网看我所出版图书的读者反馈。相当一部分读者好评给我带来了很大的震撼。大多数读者都反映，他们用了书中介绍的方法以后，改善了体质，并表达了深深的感谢之情。这实在太让我感动了。

这上万条的读者留言，说明我写的这些书，确实给大家提供了一些帮助，让大家在自己和亲人身体出现问题的时候，能够找到一些行之有效的方法去解决。这就是我工作的意义。能给读者带来一些帮助，我觉得特别开心。

如果有人问我，这辈子什么是真正有意义的事情。我觉得，把实实在在的健康知识分享给大家就是特别有意义的。这样的事我还会继续做下去。

现在，这几本书出版也有三四年了。这几年，我又积累了新的经验，收获了新的知识，还收集到了来自各方读者提出来的反馈和需求。因此，我在原版基础之上，增加了一些之前书里没有的新内容来满足大家的需求，希望大家受益更多。

改版后的这几本书，其实就是原作的升级版。我既希望它们能尽量满足大家的需求，又希望大家都能够继续学习中医知识，保护好自己和家人，成为全家人健康的守护神。

罗大伦

2018 年 1 月 24 日

自序

唯有对症之方，
方可救己救人于危厄

深秋时节，这本书最终定稿了。书里面的内容，是我之前写过的一些小文章，介绍过的一些实用的小方子。我对这些方子有些体会，所以写了下来介绍给大家。

在我们的生活中，会遇到很多身体的问题。一般情况下，我们会调整一下生活方式，或者通过食疗、按摩等方法来解决这些问题，这是我着重推荐的理念。但是，还有一些时候，由于我们没有很好地及时运用这些方法，导致疾病发展……此时，除了上述手段，我们还要学会一些医药知识。

古人在长期的实践中，总结了很多有效的医药知识，这些知识是在理论的指导下进行实践的结果，疗效卓著，对此我们应该有所了解。比如，清代名医黄元御总结了鼻炎的治疗方法，创立了"桔梗元参汤"等几个方子。他的思路从《黄帝内经》而来，《黄帝内经》认为"九窍不利，肠胃之所生也"，所以他从调理脾胃气机的升降入手，来治疗鼻炎。鼻炎是一种比较棘手的疾病，常规疗法往往疗效不佳，患者又非常痛苦，甚至会因为这种持续的痛苦，出现轻生的念头。而黄元御的方子，药物平和，对于各种鼻炎，尤其是过敏性鼻炎，效果明显，我推荐给很多患者，绝大多数对症患者的症状都得到了明显的缓解，甚至痊愈。这样的医药知识，如果我们掌握一些，就可以帮助处于痛苦中的患者，救人于危厄，是人生中幸福之事。

但是，我一直反对单独讲中药方子，因为如果不讲清楚方子里面的道理，不讲清楚方子的适应证，往往不懂医药的读者，会自己胡乱使用，反而误事。所以，在每个方子里面，我都会反复讲述其中的道理，这是大家在阅读此书的时候，需要认真来研习的。只有大家了解了其中的原理，知道了方子的适应证，才能对症应用，达到预期的效果，切记，切记！

而在应用方子的时候，如果能够得到附近中医的帮助，确认一下自己的体质是否与方子的适应证吻合，然后再对症使用，则更加稳妥。

我的微信公众号里，每天会收到很多朋友发来的咨询信息，深感世间病痛太多，实在令人痛心。所以，希望朋友们一定要养成良好的生活习惯，保持良好的情绪，积极运动锻炼，然后，再学习一些医学知识，照顾好自己和家人的身体。这个世界很美好，希望我们都能有健康的身体，来与这些美好交相辉映，共存于世。

罗大伦

2015 年 10 月 26 日

目录
Contents

第 1 章

要相信自己的身体具有强大的修复能力

在紧张和焦虑中，身心怎能有愉悦的感觉？实际上，我们每个人都需要学会跟自己的身体相处，学会聆听身体的声音，学会相信身体的修复能力。

　　每天，我的微博、微信公众号里面，都有很多人想要咨询一下身体的问题。但是，我发现这里面会有一些"老病号"，他们去各个医生那里留言，因为留言太多，甚至会把医生的名字写错，这些人常年怀着找到名医的希望到处询问，认为一个方子就能够立刻把自己的病治好，结果却总是事与愿违；也有人因为身体某处轻微的疼痛，就去医院血液科肾内科等等各个科室检查了一遍，检查结果都十分正常，自己却总觉得不舒服，每天都担心自己有了仪器和医生都检查不出来的问题……

　　这些朋友，有共同的特点，就是情绪无比焦虑、无比紧张。他们在描述自己的病情的时候，往往用非常夸张的话，我能感受到他们是多么的惶恐。

　　在这样的紧张和焦虑中，身心怎能有愉悦的感觉？实际上，我们每个人都需要学会跟自己的身体相处，学会聆听身体的声音，学会相信身体的修复能力。

　　有一次，我去云南腾冲，因为腾冲驼峰机场的天气恶劣，飞机无法降落，所以就改飞保山，然后驱车从保山跨越高黎贡山脉，进入腾冲。

　　这条路有些路段非常难走，蜿蜒盘旋，有的地方我还见到了从山上落下来的石块。

　　一路上，我们几个人在聊天，聊得很开心，直到司机突然问我们："刚才你们觉得身体难受吗？"

　　我们都回答："没有啊，没有任何不适感啊！"

　　司机说："那说明你们身体还不错，就在刚才，我们经过了一段号称'死亡公路'的路段，因为从上到下落差非常大，很多人经过时都会感觉身体不舒服，一些外地来的大货车，因为刹车系统有喷水冷却装置，车都会出大问题的。"

　　我们听了面面相觑，想想刚才确实没有什么特别的感觉啊，尤其是像我这种对身体感觉特别灵敏的人，都没有任何感觉。

　　我对司机说："多谢您现在才告诉我们这个事情，如果您提前告诉我们'我们现在马上就要经过死亡公路了，这段公路落差非常大，很多人身体会不适应。'我想我们多数人都会开始紧张，然后细心体会，最终有不适感的。"

　　大家都纷纷说真可能会这样。

　　这是种很有趣的现象。当公路落差很大时，不知道的人经过时可能会有些许不适，但是大家如果先知晓这种路况，关注它，身体不舒服的感觉一定更明显。

　　类似的情况还有很多，比如著名的"医学院新生现象"。

　　学医的人都知道，在刚刚进入医学院的时候，很多学生，会在学习到什么疾病的时候，尤其是了解到这个疾病的各种症状的时候，会越学越觉得自己有这些症状，会觉得自己也患了这种疾病，要过很久，这种感觉才会消失。

　　这种现象，也会出现在很多养生爱好者的身上。有些养生爱好者，没有更多的医学实践，也就是说没有机会"脱敏"，所以会越来越关注某种症状，然后就觉得这个症状越来越严重。最终，很多朋友会陷入惶惶不可终日的境地，觉得自己真的患上了这个严重的疾病。

甚至还有这样的朋友，去医院检查，医生确定其没有患这种疾病，他们反而更加不相信，觉得医生误诊了，或者是自己病情很重了，医生不便对自己说，于是更加焦虑。有的人甚至因此身体真的出现了问题。

最典型的例子是——很多人本来没有心脏病，却因担心过度，最后心脏真的出问题了。

为什么会出现这样的结果？因为，一般人平常不会察觉到心跳的存在，可是，有的人学了一些关于心脏疾病防治的知识后，开始关注心脏，开始查自己的心跳，试图寻找异常。可是，心跳是多么微妙啊，人一紧张，心跳一定会有所变化的，这本来是正常现象。可有的朋友就开始紧张了："哎呀，我捕捉到一个'异常'！"然后，是更加紧张，更加"异常"，很多人就此认为自己患上了心脏病。而如此紧张地关注心跳，如此焦虑，对心脏还真的就没有好处。

所以，心态对健康的影响是比较大的。

此外，在疾病的康复过程中，这些心理暗示的作用也是比较大的。有的朋友，在治疗过程中，会不断暗示自己身体出了大问题，所有治疗手段都没有效果，于是越来越焦虑，越来越紧张。此时，他们对身体的自我康复能力完全不相信了，这样的患者，服用同样的药物，往往药效是不明显的。

而有的患者，没有这么敏感悲观，而是充分相信身体自己的康复能力，相信服用药物只是在帮助身体调整。这样的患者，会把注意力放在康复运动，放在其他一些兴趣爱好上，结果，服用同样的药物，往往他们的治疗效果是非常好的。

这种情况最明显的，是肿瘤患者，同样服药治疗，有的患者无比恐惧，数周就去世了。一般认为，这是心理恐惧导致的，因为病情还没有重到这么快就死亡的地步；而有的人，则正好相反。比如曾经有个医生对我讲他的一个肝癌患者，是农民，没有什么文化，也不知道自己患的是什么病，手术切开患处后发现没法治疗就原封不动缝合了，他回去后继续干活，结果反而活得好好的。

我觉得，有的时候相信身体自己的修复能力，对我们每个人来说非常重要。**如果身体出现了问题，在积极治疗的同时，如果我们能够放松心态、以积极的态度去面对，则身体的恢复会迅速得多。**

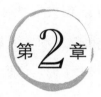

第2章

强健心脑血管，防止猝死：
三七西洋参粉

很多人认为，如果身体不好，只要运动就可以了。这种想法很危险！如果您心脏气血两亏，而且有瘀滞，这时去做剧烈运动，身体就可能出现问题，甚至危及生命。

1. 心脑血管有问题的人，
一定要先调养，再运动

人的心情，有时候会因为遇到了一些事情而改变。比如我，本来是一个内心比较平静的人，但去年遇到了一件特别难过的事。

当时北京有位医药公司的经理，很喜爱我的书，是我的粉丝，曾托朋友找我，希望能和我见个面，认识一下。因为我总是到处走，一直没有时间见面。后来，我有几天空闲了，想着能见一见他，就对朋友说："我这两天在北京，你的那位朋友可以过来找我啊。"结果朋友说："不用了，他人已经不在了。"我很震惊。朋友说，就在前些日子的一个上午，他刚刚给女儿办好了去国外留学的全部手续，可能心情激动了一些，下午的时候，正开车在路上，估计他当时感觉到心脏不舒服，就把车停在路边，然后把急救药含到了嘴里。他大概是想下车到路边的小卖店买瓶水，结果就倒在车和小卖店之间的地上，再也没醒来。

我听了以后，心里非常难过，这事影响了我很久。这个朋友事业出色，但就是因为心脏的问题去世了，从此再也无法见到孩子学成归来，再也无法享受家庭幸福，再也无法拼搏于事业的高峰了。

所以，后来，我在一些健康讲座中总是讲：大家千万不要认为随身带着急救药就安全了，其实，真到你用急救药的时候，你就已经处于危险的境地了！而真正的安全，是根本不让自己陷入这个危险的境地！

现在因为心脏问题猝死的人比较多，我的一个朋友春节后上班，就听说了一个 80 后的小伙子在打乒乓球的时候突然猝死的消息。在平时，我们也可以看到很多这样的消息，一些企业的老总，在跑步机上走着走着就心脏病病发猝死了，还有游着泳去世的。比如百视通的领导吴征，还有赛诺菲的中国区总裁卫平，就是因为心脏病发作猝死；不到四十岁的同仁堂董事长张生瑜，也是因为突发心脏病而猝死。还有一些明星，比如高秀敏、马季、侯耀文等也是由于心脏问题而猝然离世。

很多朋友问我，为什么这么多人都是在运动中去世的呢？其实这是大家不懂健康知识导致的。

很多人认为，如果身体不好，只要运动就可以了。你看人家西方人，都是整天在跑步机上走。于是，大家上午想要健康了，晚上就去跑步，其实，这是机械思维。

我们中国人认为，身体气血首先要充盈，运行要顺畅，然后再去锻炼才能对身体有益。可如果您心脏气血两亏，而且有瘀阻，这时去做剧烈运动，身体就可能出现问题。

中医认为，心脏气血两亏，就会导致心悸。在心脏气血两亏的状态下，进行体育锻炼不仅不能帮助心脏滋补气血，反而可能引发心悸。心脏有问题，有人说只要找到合适的体育运动就可以了。但事实上，可选择的余地很小。只有先好好调养，调养好了，才能去锻炼。**我讲这些，并不是不让大家参加体育运动，而是提醒大家，锻炼应该循序渐进，从比较小的运动量开始，逐步增加。同时，自**

己体质比较差的，比如身体有明显疾病症状的，血脂高、血液黏稠，平时心脏就不舒服的……要先调理好身体，然后再选择适合自己的运动方式进行适量运动，这样才能不出意外，达到事半功倍的效果。

2. 心脑血管的终身卫士——三七西洋参粉

保养心脏的方法很多，这里给大家介绍一个比较简单的，大家可以作为参考。这个小方子是针对心脏经脉瘀阻，同时气阴两虚的，我给它起名叫"通脉养心散"，通俗地说就是三七西洋参粉。

配方： 三七粉、西洋参粉各等量，比如三七粉50克、西洋参粉50克。

用法： 两者混合均匀。每日温水冲服，一般每人每日服用混合粉末1克即可。

叮嘱： 这个方子如果增加一味药——丹参，也是等量，对脑血管也十分有益。

大家不要看这个方子小，它的功效却很大。下面，我来详细介绍一下这几味药的功效。

三七，味苦微甘，性温，归肝、胃经。功效是止血、散瘀、消肿、止痛。主治：治吐血，咯血，衄血（就是鼻子出血），便血，血痢，崩漏，癥瘕，产后血晕，恶露不下，跌扑瘀血，外伤出血，痈肿疼痛等。

张锡纯说："三七，诸家多言性温，然单服其末数钱，未有觉温者。善化瘀血，又善止血妄行，为血衄要药。病愈后不至瘀血留于经络，证变虚劳（凡用药强止其血者，恒至血瘀经络成血痹虚劳）。兼治：便下血，女子血崩，痢病下血新红久不愈（宜与鸦胆子并用），肠中腐烂，浸成溃疡。所下之痢色紫腥臭，杂以脂膜，此乃膜烂欲穿（三七能腐化生新，是以治之）。为其善化瘀血，故又善治女子癥瘕，月事不通，化瘀血而不伤新血，允为理血妙品。外用善治金疮，以其末敷伤口，立能血止痛愈。若跌打损伤，内连脏腑经络作疼痛者，敷之可消（当与大黄末等分，醋调敷）。"又云："凡疮之毒在于骨者，皆可用三七托之外出也。"

至于西洋参，也很传奇。

西洋参最早是生长于北美原始森林之中。17世纪法国的一个传教士在我国东北期间，看到中国人对人参很重视，而且这个药物药效很好，于是他以"鞑靼植物人参"为题，详细叙述了人参的形态特征、药用价值，并附有原植物图。

后来，身处加拿大的另一个法国传教士朗土·拉费多在当地印第安人的帮助下，在原始丛林中找到了与中国人参形态极其相似的植物——西洋参。

所以，清代的王孟英他们使用的西洋参，都是国外进口的，直到1975年，我国引种西洋参成功。现在，西洋参在我国东北等地普遍栽培。

中医认为，西洋参性甘、微苦，凉。归心、肺、肾经。补气养阴，清热生津。用于气虚阴亏，虚热，咳喘痰血，虚热烦倦，消渴，口燥咽干。

现代医学研究认为，西洋参有抗疲劳、抗氧化、抗应激、抑制血小板聚集、降低血液凝固性的作用。另外，对糖尿病患者还有调节血糖的作用。

西洋参应该说是中医消化外来药物的一个成功案例：本来是西方的植物，结果中医见到它以后，很快通过实践，发现它的功效，对它进行了性味归经的总结，然后用于临床。

三七粉与西洋参粉混合起来，一方面三七可以化瘀通络，另一方面，西洋参可以补气养阴，这对心脏是一个全面的养护。

我有的时候看到患者血虚，还会让他配合服用龙眼肉，这样，心脏的气、血、阴、阳都得到补充，同时还有化瘀的三七保护，这对心脏来说是多么幸福的事啊！

3. 心绞痛，可以用三七西洋参粉缓解

曾经，有位兄长的夫人突然心中疼痛不可忍，据说连腰都直不起来（这是我后来才知道的）。当时兄长打电话给我，只说嫂子心绞痛，没有说那么严重，但是嫂子接过电话后，却说了一个细节：她说自己的舌头颜色发紫发黑（这也是由于她平时关注健康，学习了一些舌诊的知识，如果不告诉我这个细节，还真的不好分析）。我听了以后，立刻意识到她心脉瘀阻严重，告诉兄长后，让他马上下楼买了活血化瘀的药物，给嫂子服用，结果很快缓解。后来我见到了他们，就给他们介绍了这个三七西洋参粉。

后来他们非要请我吃饭，我赴宴后才知，现在嫂子身体很好。原来她体力不好，走不远就会胸闷气喘，结果，服用了这个小方子以后，就在刚才来的路上，大家都跟不上她的走路速度。

还有一位朋友，因为整日工作非常劳累，心脏下过两个支架，可是晚上仍然胸痛彻背，需要家人帮助轻轻捶打。后来我也是介绍了这个方子，配合龙眼肉，居然解决了问题，他非常开心。

这样的例子很多，我就不一一列举了。

所以，如果朋友们觉得自己心脏不好要及时去检查，一旦真有问题，要认真积极地治疗。在恢复的过程中，这个小方子可以起到很好的辅助作用。

但是，需要提示大家的是：

第一，合理的生活方式是保持心脏健康的重要因素，如果整日大鱼大肉、熬夜麻将，那么吃什么方子都不会见效的。

第二，体育运动至关重要，这与中医调理是相辅相成的，循序渐进、持之以恒的体育运动才是健康的保证。

第三，良好的情绪对心血管的健康起着非常关键的作用，我一再强调情绪在健康中的作用，实际上情绪对心血管的影响尤其大，这要引起重视。

第四，身体没有问题的人不要乱用药。很多朋友看了相关的文章，觉得这是好东西，就立刻拿来吃，不管自己是否需要。其实，药物皆有偏性，如果身体正常，绝对不要乱服药物，此时乱服药有害而无益。这是必须要注意的。

很多朋友希望找我帮助分析身体，其实我哪里能分析得过来？我一天能分析几个人？所以，我把我的心得写出来，这样会让成千上万的人看到，大家学会了，自己掌握了健康的钥匙，岂不是更有意义？

罗博士叮嘱

1. 当患者因为水湿过剩引起湿邪蒙蔽心阳的时候，三七西洋参粉就力不从心了，此时需要用温阳祛湿的方子。

2. 孕妇不要服用，切记！

4. 感恩三七西洋参粉的提供者斯妤大姐

三七西洋参粉这个方子并不是我想出来的，而是一位大姐介绍给我的，她就是我国著名女作家斯妤。

我估计很多人对这个名字都不陌生，她是我国著名作家，和张抗抗等人是同一个时代的，其散文和小说都写得非常精彩，她写的纪念冰心的文章《永远的冰心》令我非常感动。

大姐宅心仁厚，有一天，她对我说她有一个方子，是一位老中医给她的，对心脏调理特别好，她给周围人使用后都很有效，而且简单方便，很容易操作。她说："你的博客影响大，可以把这个方子写出来，让天下人受益！"

我当时非常感动，一般人自己有个方子是不会想到要分享出来的，还有很多中医世家是守着一个方子永远不公布。但是斯妤大姐想的却是天下人，希望大家都能受益。

在此我代表我的读者向她表示感谢！

第 **3** 章

三七粉：
专化瘀血，延缓衰老

跌打损伤、心情郁闷、身体虚、年龄大等都会导致体内产生瘀血，时间长了，身体会受到影响，这时候，您需要用三七粉来活血化瘀。

有一天，我刚录完节目，准备离开，就被一位中年妇女一把拉住。原来，她家里有位老人患心口疼痛已经有30年了，四处求医，都没有效果。自从看了我在北京电视台《养生堂》讲的"三七粉"那期节目后，她就买回三七粉开始给老人服用。几周以后，病居然好了。她说："家人30年的老病，居然这么个小小的药物就给调好了，简直就是奇迹啊！"

我很高兴，因为解决了老人的问题。还有节目播出后，我陆续了解到了很多关于服用三七粉以后改善健康的事儿，也让我很开心。

在下面，我给大家讲一讲三七到底有多神奇。其实，三七早就被民国时期的名医张锡纯用来化瘀血了。

曾经，在张锡纯老家的村子里发生了一件事——几个牧童在放牛的时候恶作剧，把一个岁数小的孩子胳膊绑上，并将他的脑袋塞到了裤裆里，结果没多久这孩子的呼吸就若有若无，眼睛往上翻，身子往后挺……

最后，大家惊慌失措，请来了名医张锡纯。

张锡纯来了以后一看，这孩子连知觉都没有了，翻着眼睛。怎么办呢？

"用三钱（相当于现在的9克）三七粉，冲水后给他灌下去。"

张锡纯认为：孩子是头被憋在裤子里的时候，想喊喊不出来，气往上涌，胸中产生了瘀血，所以才会神志不清，因此要给他化瘀。

三七粉喝下去没多大一会儿，小牧童慢慢能动了，也能说出话来了。回家后又喝了几天三七粉，就彻底没事了。

三七粉到底有何神奇功能呢？

1. 瘀血产生的原因：跌打损伤、心情郁闷、身体虚、年龄大

大家基本上都听说过"瘀血"这个词儿，但是这个瘀血怎么来的呢？

（1）瘀血产生的第一个途径：各种磕碰，跌打损伤。

前面讲的故事中的孩子就是因为被其余"熊孩子"恶作剧，胸膛那儿产生了瘀血。生活中我们不小心磕磕碰碰的，都会产生瘀血。经常看到的就是皮下瘀血。

（2）瘀血产生的第二个途径：气滞。

正常情况下，我们人体的"血"是由"气"推动运行的，一旦"气"停滞了（中医叫"气滞"）就会产生瘀血。比如我们生气之后身体往往会出现疼痛，这就叫"气滞血瘀"。

（3）瘀血产生的第三个途径：因虚致瘀。

随着年龄的衰老，瘀血的情况会越来越多。通过舌诊来看，会发现岁数越大的人舌象上的瘀象越多，比如有黑斑、紫斑、舌下静脉粗等瘀血的表现。因为年龄越大，正气越虚，正气不足，就无力推动血液运行，从而产生瘀血。

所以，活血化瘀，是延缓衰老一个很好的方式。

2. 母亲传给我的骨折食疗方：三七鸡骨汤

给大家介绍一个我家传的小方子——三七鸡骨汤，这是我母亲传给我的。因为我们家是世代中医，他们一直用这个食疗的方子调

理骨折的病人。我自己就喝过这个汤，非常好喝，味道微微带点儿苦，非常鲜。每天喝这个汤，骨骼愈合的速度会非常快，骨折的人的疼痛感会非常小。我们家亲戚朋友但凡有瘀血的或者骨折的来问我，我一定会给他们这个方子。

三七鸡骨汤

配方：三七粉1～3克（轻症1克，重症3克），砸开的鸡腿骨。

用法：每天用1～3克的三七粉，和砸开的鸡腿骨（肉剔掉）一起熬汤，可以放入一点儿盐和佐料。把熬好的鸡骨汤分成2碗，早晚各服用1碗，可以在吃饭的时候，当作菜汤服用，也可以单独服用。从骨折的时候开始，一直坚持服用到骨折愈合。

如果我们有跌打损伤，尤其是骨头受伤，比如说老年朋友一下不留神滑倒了，骨折了，就可以用这个方子。

曾经有人做过分析，好像是说三七能够把鸡腿中的一些有效成分给溶解出来，更有利于人体吸收。其实里面最起作用的，就是三七化瘀的功能。

这个方子对骨折后的恢复能起到非常好的促进作用。我的老父亲曾经不慎跌倒，坐到地上，导致腰椎骨折，当时附近医院的医生都判断应该至少卧床三个月，才能开始恢复，估计完全恢复要更长的时间。后来我回到家里，主张用自己家的这个方子调理，于是买了很多三七粉，给父亲炖鸡腿骨喝。结果，一个半月的时候他就可以站起来了，但是此时腰部还是有些痛；到两个月的时候，他就完全不痛，彻底恢复了。这样的例子还有一些。还有的朋友反映，用上这个方子以后，骨折引起的疼痛很快就消失了，这也是三七的效果之一。

3. 三七粉，要用在身体有"瘀血指征"的刀刃上

我们平时要注意，三七粉一定要在有瘀血指征的时候使用。需要活血化瘀的时候，每天一般用 3 克三七粉即可。

什么是瘀血指征呢？

（1）首先是身体某地方有疼痛。一般来说，这个疼痛的地方固定不动，总是一个地方疼。而且疼痛的特点是夜里重，白天轻。

（2）身体有瘀斑，嘴唇发紫。

（3）舌头边上有块状瘀斑或黑点。

（4）舌头上翘时，会发现舌下静脉很粗。

（5）肌肤甲错——皮肤粗糙得像长了鳞甲一样。

（6）有些人记忆力不好，善忘，别人告诉一件事转身就忘了。这种健忘的情况和衰老后健忘不同，它不是递进式出现的（慢慢随着衰老而健忘，这种健忘是正常的），是突然开始健忘，就是某段时间，别人和你说什么事，你总是转身就忘，要干点儿什么事也老想不起来，突然就这样了。还会经常感觉喉咙干，又不想喝水，总想拿水漱一漱，润一润，就吐了；甚至是水也喝了，可喉咙还是干。

（7）肚子疼。平躺在床上的时候，一按肚子就有一块儿疼，这

种情况女士居多。

以上这些都是瘀血的指征，大家如果觉得自己身上能对应的话，可以咨询当地的医生，来判断一下是不是有瘀血。如果有，就可以开一些调理瘀血的小方子，在平时一点点服用，瘀血慢慢化开了，身体自然就不会出什么大问题了。

曾经，在我讲"三七粉"的那期节目播出后，电视台收到了好些观众朋友的来信。

家住北京石景山区的董阿姨来信：

我今年六十五岁，腿疼二十多年了，日渐严重，期间往复于中西医间看病，不见有效。特别去年春节后，更加严重，自费用去万元之多。正当我与家人处于无奈之时，罗老师做客《养生堂》，第二课就讲：从骨缝里疼的腿病多为血瘀，可以用三七粉每日9克把瘀从深处外托……

顿时，我觉得这就是我的病，激动不已，盼到第二天买了三七粉，照方服用。服到一周时，头肩有所反应——疼。两周后，膝盖处往外疼，表面凉，皮肤见灰青色；针刺拔罐后，血色黑紫。几次后疼痛减轻，至今有二十多天了，虽未痊愈，但让我看到了希望，感受到了张锡纯医德医术的再现。

看过多名医生、主任、专家等，无一人诊断为血瘀，均按风湿治，说明此病害人不浅，害患者，误医生。害患者是因为患者痛苦，误医生是医生都以为是风湿，错误治疗。我告诉您就是要让大家知道，张锡纯说的是真的。

我没学电脑，不会发帖，只能用这种原始的书信方法了，谅解。谢谢！

我接到来信后，按照信上的电话打了回去，董阿姨告诉我，现在腿疼已经基本痊愈了，她说："罗博士，我要给你鞠个躬，这么多年的病，这么快就好了，真的感谢你！"

这让我很高兴，我说："鞠躬我受不起，您的身体好就是最好的回报了。"

罗博士叮嘱

特别提醒一下，文中的阿姨每天用了 9 克三七粉，胆子有点儿大，大家平时每天用 3 克就够了。

顺义的穆阿姨给主持人王宁来信：

原来我坐到沙发上起不来，要起来就要两手扶着茶几才能站起来，我听了罗大伦博士讲了三七的用法、作用及疗效后，我就去买了回来吃了，效果很好，我现在不用扶也能站起来了，而且站着腿也不疼了，我非常高兴。我在这里说一声，谢谢你们。

这些消息都让我很开心。不过最后我还是要提醒大家，要想用三七粉保健身体，一定要找附近的医生，帮助看一下是否有瘀血的指征。如果有，再服用，在医生的指导下服用才最妥帖。

4. 三七到底有多神奇：
"直如神龙变化，莫可端倪"

张锡纯说三七的功能是"直如神龙变化，莫可端倪"，意思是三七的药用价值，简直太神妙了，像神龙一样，无法总结到底有多少种用法。

张锡纯认为三七"味苦微甘性平""善化瘀血，又善止血妄行"。也就是说，三七既化瘀，又止血，两者同时进行。

有时候我们止血后，会有瘀血留在身体里，一段时间后身体不是这儿疼就是那儿疼，这是留下病根了。但如果你用了三七这味药，瘀血就会慢慢化没了。

三七到底有多神奇，连张锡纯自己病了，也会用三七治疗。

一天晚上天热，张锡纯睡觉的时候没拉窗帘，窗户开了道缝儿（睡觉时窗户要么大开，要么全都关上，留一道缝儿是最危险的，容易中风）。当时，他是左侧卧，左边脸贴在床上，右边脸露在外边，结果，早晨起来右边脸就肿了。张锡纯自己分析是睡觉时受了风才肿的，就用了疏风、外散的药，但是，肿没见消，反而更严重了，于是又给自己开了个疏风、解毒、通络的方子喝，也没见效。最后疼到晚上睡觉都睡不着了，这时，他想起三七这味药了，遂用两钱（即6克）三七，弄成粉末，拿水冲服。不一会儿，疼痛感慢慢消失，他觉得这事有门儿了，就接着服用，3天，脸肿就消了。

这就是三七活血，消肿化瘀的神奇功能。

经历了这个事以后，张锡纯感慨："三七的变化，像神龙一样，我怎么琢磨都琢磨不完，太神奇了。"

现在很多人，常说自己身上这儿有肿块，那儿有肿块，莫名其妙的块，会有各种现代医学说的炎症出现。这时候，单纯用解毒的药不好使，而如果用三七，就能够把经络通开，帮助身体激活自身强大的修复能力，就能把这个肿块给散开了。

还有一个故事，是张锡纯到天津以后发生的。

一天，张锡纯的表侄的环跳穴肿起一块，大如巴掌，按之微微发硬，皮色不变，后来开始觉得肿的地方骨头痛，日益加重，拖了3个月。张锡纯知道后，认为是骨缝中有瘀血，于是每日用三七细末三钱，分作2次服用，服用到第3天的时候，表侄的骨头已经不痛了；又用了几日，其穴位外的皮色渐渐变红，然后，结出来一个疮。这个时候张锡纯又用治疗疮痈的药物，十余天后，疮彻底出透，痊愈。

延伸阅读：张锡纯为什么用药如神

张锡纯为什么是名医，因为他对中药的领悟特别深，他除了擅长开方子，还熟知本草的药性。

他在早年的时候就钻研本草，尤其对中医关于本草最早的一部著作——《神农本草经》研究颇深。在这本书里，他发掘了好多我们后代中医不知道的，或者忘了的功用。因为有了这门功夫，他经常用一味药去治病，用来用去就知道了这味药能治什么病，需用多大量。因此，张锡纯的组方非常精妙，对每一味药的使用就像一位高明的大将派遣自己的士兵一样，调度有方，主次有度，所以他用来治病的药方，临床效果很好。

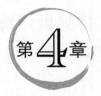

第 **4** 章

大病之后，元气大伤，
吃山萸肉恢复

　　生气之后，身体某处疼痛难忍；大病之后，"阳气
欲脱"；濒危之际，"神气顿散"。针对这些病痛，山
萸肉都能发挥它的功效，补益元气。

有一天，我特别到药店去问山萸肉的价格，结果发现竟然降价了。在我的印象中，这个药非常贵，这让我喜出望外。在什么都涨价的今天，居然有降价的东西，而且还真是好东西。

1. 生气之后，身体某处疼痛难忍，用山萸肉熬水喝

张锡纯邻村的周某，三十多岁，大怒之后，开始渐渐觉得腿疼，而且一天比一天疼得厉害。2个月后，卧床不起，不能转动，用了很多疏肝理气的药物，病情却越来越重。张锡纯来看后，诊得患者脉左部微弱异常，患者觉得疼的地方热。张锡纯分析这是怒伤肝，肝经气血受伤，所以脉弱；气血郁结则有热的症状，于是用山萸肉一两（50克），加入一些通经活络的药物，结果10服药以后，痊愈。步履如常。

张锡纯的心得：山萸肉可以治疗肝虚引起的肢体疼痛。

很多人在生气以后，身体会莫名其妙地疼痛，就在某个地方，却不知道为什么痛，怎么治疗都不好，这是需要引起注意的。

产生这种情况的原因有很多，其中要注意是不是因为肝经受伤引起的。因为肝主疏泄，如果肝经受伤不足，无力疏泄，就会形成郁滞，引起疼痛；尤其是肝主筋，很多筋产生的问题，都可以从肝经那里找到答案。

我有个朋友，大腿里面疼，不知道为什么，被当作风湿治了很久，舒筋通络的药吃了不少，没有任何效果。后来她找到我，诊脉

微弦无力，我问她病的起因，才知道是某次生气过后开始的。我当时心里就想，这不是和张锡纯论述的一模一样吗！于是，告诉她先用一个简单的方子治疗。

配方：山萸肉30克（每次）。

用法：熬水喝。熬煮30分钟盛出，分成2碗，早晚各服用1碗。服用3～5天。

服用后，她的腿疼就慢慢地减轻了。这个时候，又配合了原来她服用的舒筋通络的药物，很快就痊愈了。

张锡纯，对药物真是细心体悟。很多古书中记载过的用法，后世都已经遗忘了，他又给发掘了出来，有的还是古书中没有的。如果每个中医都能这样，那该多好啊。

所以，平时我在遇到肝血不足之人的时候，也常常建议他们服用点儿山萸肉。

比如，有的人因为肝血不足，导致失眠，躺在床上，睡不着；或者是半夜醒来，然后再也无法入睡。因为中医认为半夜11点，到第二天的凌晨1点钟，也就是子时，是属于胆经当令的；而凌晨1点到3点，也就是丑时，是肝经当令的。很多人会在半夜一两点钟醒来，其实往往与肝胆经的失调有关。对于这种情况，除了有的人有肝胆之火，要泻火之外，如果是因为肝血不足所致，我往往会请他去药店，买炒酸枣仁粉、山萸肉。

配方：山茱肉6克、五味子3克、炒酸枣仁粉3克（每次）。

用法：用山茱肉6克、五味子3克煮水20分钟，然后，用这个山茱肉水，冲服炒酸枣仁粉3克，每天晚上服用1次。

这是一个食疗的方子，对于滋养肝血非常有效。曾经有一位企业家，晚上难以入睡，怎么调理都不见效，正好看到我的电视节目里面介绍这个简便的方法，结果居然当夜见效，睡得很好，他就千方百计找到我说："罗博士，我找到您，就是为了告诉您这个好消息。"

后来，我与他沟通，发现他是因为经营企业过度劳累，导致的身体失调，所以就劝他改变。从这开始，这位企业家开始重视自身健康，后来我有一次遇到他，他说最近正办养生班呢。我问他什么养生班。他说："我把我的父母，哥哥姐姐，家族里面的长辈，所有的亲属都组织起来，然后请医学专家来讲课，这就是我的养生班。"

我听了很开心，用健康回报亲人，也是一件好事啊。

还有一种特殊的情况，就是平时人们养生，有的时候会敲打胆经，用来疏通肝胆之气，很多人因此受益，这是一个非常好的方法。但是，如果肝胆之血不足之人，在敲打后，往往会出现失眠的情况。曾经有位网友在网络上向我求助，说自己在敲打胆经后，出现了严重的失眠，怎么调理都不见效，怎么办呢？我看了以后，判断这就是肝胆之血不足引起的，于是就请他用9克山茱肉熬水当茶喝，每天喝两次。结果，没有几天，这个网友留言，他的失眠情况已经消失了。这也是肝胆之血变得充足的缘故。

2. 大病之后，"阳气欲脱"，用山萸肉、人参"起死回生"

民国时期，有一个少年，"素伤烟色"（不但吸鸦片，还沉溺于美色）。因此，身体底子很差。

一次患了感冒之后，医生给他开了解表的方子，稍有好转，一天后却突然开始浑身出冷汗，心里怔忡异常，像是气息马上就要断了似的。这下可把他家人吓坏了，连忙去把张锡纯请来看病。

张锡纯来了以后，照例诊脉，诊得的脉象是双手浮弱（张锡纯诊脉分左右手，区别于传统中医分寸关尺，后发展成中医里的一个派别）、无根。

诊完后，张锡纯就明白了，这是虚证，是大病之后，身体没有复原，气虚欲脱的症状。怎么办？必须使用收敛之药，同时补气。

张锡纯对患者家属说："这个病确实很难治，但是如果能够买到一味药，则可转危为安。"

什么药这么神奇？

张锡纯接着说："山萸肉四两，人参五钱，就可以了。"

药买来后，张锡纯忙用二两（100克）山萸肉煎汤，给患者服用。服用后，患者心气定了，汗也止住了，气也能上来了。接着，张锡纯用剩下的二两山萸肉煎汤，把人参切成小块，用汤药送服人参块。服完以后，患者的不良症状全部消失。

山萸肉就是山茱萸这种植物的果实肉，是一味补肝的药物，酸酸甜甜的，过去认为酸收补肝，能滋补肝肾。但是，张锡纯却能从《神农本草经》里面了解到山萸肉可以治疗"寒热"症，从中悟出这是肝经虚极的寒热现象。日后凡是遇到患者阳气欲脱的情况，张锡纯会用大剂量的山萸肉收敛阳气，从而达到"起死回生"的效果。

张锡纯认为：山萸肉味酸性温，大能收敛元气，振作精神，固涩滑脱。收敛之中兼具条畅之性，故又通利九窍，流通血脉，治肝虚自汗，肝虚胁疼腰疼，肝虚内风萌动。

3. 濒危之际，用山萸肉、生山药救命

古时有一个孕妇，一天突然患了上吐下泻的传染性疾病，持续了一个昼夜后，症状虽然减轻些了，但却流产了。

当时，患者的情况是"神气顿散，心摇摇似不能支持"，家人急忙派人去请张锡纯。

等张锡纯到了患者的家里，这个妇女的状态已经濒危，"殓服在身"，家属已经觉得不用治疗了。张锡纯急了，说："一息犹存，即可挽回。"诊脉，脉象是"若有若无，气息奄奄，呼之不应"。

这个时候，买药已经来不及了。正好，这家的邻居是张锡纯的表兄，叫刘玉珍，张锡纯不久前曾经给他看过病，开的方子里面有山萸肉。张锡纯就问还有没服用的药吗？正好剩了一些，于是从那

些药里面拣出了大约六钱（约 30 克）的山萸肉，熬汤后，给患者服下去。马上，患者就有了反应，呼唤她能答应了，呼吸也开始明显了。张锡纯马上让患者家属去买山萸肉二两（100 克），生山药二两（100 克）。药买回来了，张锡纯把药全部放入锅里，熬了一大碗，然后一点点给患者灌下去。结果，患者的神气马上就恢复了。

此时，张锡纯叮嘱患者家属，每天用生山药一两（50 克）熬粥喝，以此善后。就这样，这个妇女算是被救过来了。

在这个医案里面，张锡纯巧妙地运用山萸肉可以收敛元气的功能，救人于危急。

在病危的时候，人的元气欲脱，大汗淋漓，尤其是心肝之气极虚，这个时候，用山萸肉，可以固脱救逆。这点以前古人注意得不够，是张锡纯通过实践得来的经验。但是在现代注意的人也少了，大家都把精力放在附子和人参上了，实际山萸肉是很有作用的。

李可老中医在治疗危急重症的时候，就常用山萸肉。现代人常推崇附子和人参。但如果仔细区分会发现，附子振奋肾中阳气，人参振奋心肺的阳气，山萸肉的作用主要在肝肾二经，兼入心经，它收敛的作用会更强一些。山萸肉和山药，都是平常之药，都是药食同源之品。但通过张锡纯的运用，愣是给变成了治疗危重病症的大药，这正是：药虽平常，但经妙手，天壤之别！

第 **5** 章

耗神太多，身心太累，
喝"炙甘草汤"防止心脏"偷停"

早搏一般被认为不会危及生命，也没有什么特效
的药物能治愈它，所以容易被大家忽视，但只有真正
经历过早搏的人才知道那种濒临死亡的感觉。经方炙
甘草汤就能有效缓解这个症状。

　　我刚开始学习中医时，很用功，非常劳累，加上还有其他的事儿，就搞得自己患了一种病，叫早搏。当时，我感觉心脏每跳动六七下的时候，就要停一下，像是自己的心里空了一下似的，或者是心脏空转了一下，很恐怖，甚至有的时候还有濒临死亡的感觉，简直是惶惶不可终日。

　　那个时候，才知道健康的重要。我心里想，如果我的宝贝心脏连着停几下，我是不是就要和这个世界告别了？有几次，我心脏突然偷停，只好蹲坐在路边，望着熙熙攘攘的人群，心里想：可能要和大家告别了吧？我没敢告诉父母，自己去了我们那里最好的医院的心内科，检查后就是不知道是什么原因，医生对我说："就按照心肌炎来治疗吧！"这话让我很狐疑，什么叫"就按照心肌炎来治疗"呢？

　　但是也没有别的办法，就按照医生说的来治吧。于是，吃了医生给我开的一些调整神经的药，结果毫无效果。就这样，治疗了检查，检查了治疗，大约几个星期过去了，还是没有办法。很多年以后，有一次，我和某大医院该领域的专家吃饭，就谈论了这个问题，他说："我们西医认为这个情况一般不会危及生命，西药也没有什么特效的药物，所以基本可以不用治疗。"

　　学习中医之后，我渐渐明白了，早搏只是一个结果，是一个表象，让结果消失是小事儿，而身体恢复正常才是重要的；而如何让这个结果消失，这是中医的优势。

　　《伤寒论》里面说："伤寒脉结代、心动悸，炙甘草汤主之。"

其实，这个"心动悸"就是我当时的感受。那什么是"脉结代"？这是两种脉象，结脉，意思是跳动缓慢，同时经常停止一下的；代脉是跳动得快，同时经常停止一下的。总之，只要是经常心脏偷停的，张仲景就用这个炙甘草汤来调理。

我记得当时翻书看到这一段时心想："这能行吗？这么古老的方子，东汉时候的，现在还能用吗？"

可是，没办法啊，当时最好的医院已经没有办法了，我只好硬着头皮，抱着试一试的心态，按照书里的描述，去抓了药。

这是我第一次开方子，完全是按照书上来的，这个方子张仲景让兑入清酒熬药，我就放入黄酒，让放入生姜大枣，我就准备了生姜大枣。张仲景特别嘱咐，大枣要掰开，我就认真掰开（这点一定要记住，张仲景的嘱咐都是有道理的）。去药店的时候，还为了人参是红参还是白参研究了半天，最后选择了红参。我按照张仲景的方法熬药，熬好了，入口还很甜，味道不错，就喝了半服。

这也是我第一次喝自己开的中药，心中忐忑，但是因为心脏还在不争气地偷停，就硬着头皮喝了。

当时是傍晚时候喝的，当天晚上，早搏就消失了大半，只是偶尔还有几下。等到第二天再喝了剩下的，早搏就消失了。以后我又喝了几服，就再也没有出现过早搏了。

我当时那个兴奋啊，原来中医如此有用啊！可是，我大感不解的是：为什么这么有用的东西，老百姓不知道呢？医院门口那么多的患者，为什么都不知道呢？

于是，我带着方子，又去了那家医院，找到了给我看病的医生（我想我当时挺好事儿的，年轻嘛），然后趾高气扬地告诉她，我自己两服药就治好了。当时医生很困惑，问我怎么治的？我说用了一个中医方子，叫"炙甘草汤"。

结果，她听谐音了，估计她以为是"治肝什么什么汤"，就问我："治肝？你肝也有问题吗？"

走出诊室的时候，望着长长的患者队伍，我心里想，这里面估计得有多少人可以用这个方子治好啊！

从此，我对中医真正地树立了信心，从那开始，我才算是下定决心要努力学习中医了。

1. 我们的心脏为什么会"偷停"

原来，中医认为，心脏之所以会出现偷停的症状，是因为心脏营养不足，用中医的术语说，是气阴两虚。气虚了，无力推动心脏的跳动；阴血亏了，心脏当然会空转。这气阴两虚同时出现，则一定会麻烦多多的。

而产生气阴两虚的原因有两点：

（1）外邪伤身

比如患了外感，会导致身体为了抵抗外邪，气血耗伤，消耗了能量，而且外邪往往会直接攻入心经，损伤心经气血。在西医看来，这就是患了心肌炎一类的疾病。

张仲景在《伤寒论》里面写道："伤寒，脉结代，心动悸，炙甘草汤主之。"其中的"伤寒"两个字，就意味着在有外感的情况下，会出现这种问题。这就是为什么用炙甘草汤治疗心肌炎效果不错的原因。

（2）劳神导致的心血耗伤

现在很多人都劳神，学习、工作、生活压力巨大，心血耗伤，弄不好就导致心脏偷停。我遇到的这种情况比较多，这是现代人的通病。

怎么办呢？中医认为，只要给心脏补足气血，让心得到滋养。滋养足了，就不会出问题了。

其实，让心脏"偷停"消失是小事儿，因为这是表面现象，心得到滋养才是大事儿，这是根、是本。中医为什么说治病要治本呢？就是这个意思。

延伸阅读：炙甘草汤到底神奇在哪

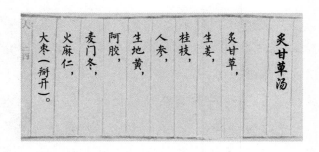

炙甘草汤

炙甘草，
生姜，
桂枝，
人参，
生地黄，
阿胶，
麦门冬，
火麻仁，
大枣（掰开）。

这个方子具体的作用是：益气滋阴，通阳复脉。

主治范围：气阴两虚，心脉失养证。脉结代，心动悸，虚羸少气，舌光少苔，或质干而瘦小者。

这个方子里面，生地黄滋阴养血，《名医别录》谓地黄："补五脏内伤不足，通血脉，益气力。"炙甘草是主要的药物，方子的名字就是以此来起的，因为炙甘草有通心脉的作用。配伍人参、大枣益心气，补脾气，以资气血生化之源；方子里面的阿胶、麦门冬、火麻仁滋心阴，养心血，充血脉，共为臣药。

原来大家都以为火麻仁在这里面是润燥的，通大便的，因为火麻仁有通便的作用，很多古代的医家都是这么认为的，有的人甚至认为这个火麻仁可以去掉。后来我偶然看美国人的科研报告，结果发现美国人也在研究火麻仁，他们研究的结果显示，火麻仁有修复受损的心肌细胞的作用。

这下就全明白了，为什么这个方子里面用火麻仁，为什么它可以治疗心肌炎，因为它有这个作用。我看到这个报告后，才明白我们的老祖宗早就知道它是治疗心脏用的，所以在这个方子里面加入了，意味深长啊，是我们后人不得要领，反而认为它只会通大便润肠了。

同时，方子里面佐以桂枝、生姜，辛行温通，温心阳，通血脉，诸厚味滋腻之品得姜、桂则滋而不腻。用法中加清酒煎服，以清酒辛热，可温通血脉，以行药力，是为使药。

这个清酒我们现在用黄酒就可以，我一般每次加入几茶匙，熬了以后，一点酒味都没有，但是通络的药性留在药汤里了。

诸药合用，滋而不腻，温而不燥，使气血充足，阴阳调和，则心动悸、脉结代，皆得其平。

这个方子的"阴阳"还可以根据情况增减。

我曾经在书中写过这样一个医例。一位朋友的老母亲，八十多岁了，突然心脏病发作，夜里尤其厉害，在当地请了很多医生治疗，却没有任何效果，家人都绝望了。这时候，我这位朋友知道我非常忙，不好意思打扰我，就做了一件让我非常紧张的事，大家千万不要这样做——因为我书里写过炙甘草汤，她就反复对照自己母亲的病情，认定是这个情况，就给母亲试着服用了一下。服用一剂后，她的母亲立刻转危为安；连着服用14天，基本恢复健康。

那么，我为什么紧张呢？因为，在第15天，她的母亲突然夜里再次发病，非常严重，大家惊慌失措。没有办法，她才打电话告诉我这件事。

我当时就批评了她，我在书里写的方子，只是提供一个思路，这是我的经验。但每个患者的情况会有不同，一定要在当地医生的指导下使用。这次虽然幸运，因为她判断正确，如果判断错了就糟糕了，大家千万不能这样做。

后来，我通过她转述的情况来分析，她母亲发病最大的特点，就是夜里发作得重，这样我大致就清楚了。有的疾病虽然很复杂、很严重，但我们只要从阴阳两个方面去分析，就能清晰地抓住症结。

我们身体内的阴阳二气，在白天和晚上是有不同分工的。白天阳气用事；夜里，则是阴气用事。一个阳气虚的人，在白天的时候会好一些，因为白天自然界阳气旺盛，我们体内的阳气虽然弱，但是借助外界阳气的帮助（比如阳光），还能和体内的阴气抗衡，暂时达到阴阳平衡。比如阳气不足的人，白天晒一晒太阳，也会觉得像没病似的，因为阴阳暂时平衡了。但是到了夜里，自然界的阳气都收敛起来了，四周都变凉了，这个时候阳气不足的人，就很容易出问题，因为他体内的阳气很难与旺盛的阴气抗衡。

分析了这些情况，我就明白这位朋友的老母亲一定是阳气不足，才会导致夜里心脏病发作。炙甘草汤是滋养心脏的方子。其中阿胶、麦冬、生地等是滋阴的药；桂枝、人参、黄酒、生姜等是温阳的药，这是一个双向调节的方子，所以前14天的调理使老太太的心脏恢复了。

那么，为什么第15天又出现问题了呢？是什么影响了老太太的阳气呢？我想了想，莫非是天气的因素？于是问朋友是不是家里的天气突然变化了？她非常吃惊地问我："您怎么知道啊？那天天气确实突然冷了。"

医者治病的时候，要考虑的不仅仅是患者自身的情况，还要考虑其他更多的东西。除了从五运六气等方面考虑，更要注重当时、当地的气候情况。正因为当时天气突然变冷，寒邪比较盛，侵袭到了老人的阳气，这样，她体内本来刚刚实现的阴阳平衡状态，又被打破了，才又出现病情发作的情况。

阳气一虚，体内的水湿就开始泛滥，这就像阴天时我们四周水气重一样。我们的心脏属火，火微弱了，水气就容易泛滥，蒙蔽心窍，心脏自然就出问题了。怎么办呢？我的方法非常简单，把炙甘草汤中温阳药物的剂量加大就行了。

我告诉她，把方子里的桂枝变成12克，人参变成12克，再加入茯苓12克来祛湿。大家看看，张仲景的方子就是这么奇妙，它像一个跷跷板，调阴阳的药物都有，要想保持跷跷板的平衡，就看我们怎么巧妙使用了——阴气盛了，我们就增加温阳药的分量；如果是阳气盛了，我们就增加滋阴药的分量。

结果，这个方子服下去以后，老人再次转危为安。后来我又问过这位朋友母亲的情况，一直很稳定。

我这位朋友转述她母亲的话："一定要把罗先生的名字告诉我，我会永远记住这个名字的！"这是让我最感动的一句话，我给朋友们帮忙，是不求任何回报的。对我来说，最好的回报，就是他们或者他们的家人恢复健康后发自内心的感谢。

而且，我深深地觉得，是我的这位朋友的孝心感动了天地，才有此结果。在最危急的时候，能够力挽狂澜的，一定是我们心中最精纯的那颗孝心，没有比这个更能令天地动容的了。

2. 经方的起源：最早应该是为贵族备制的，然后才推广至民间

《黄帝内经》里面，有这样的话："五谷为养，五果为助，五畜为益，五菜为充。"大家一直认为这是营养学的内容，讲我们吃什么好的，其实，是没有明白里面真正的道理。

陶弘景的《辅行诀》里面说："经云：毒药攻邪，五菜为充，五果为助，五谷为养，五畜为益，尔乃大汤之设。"

什么意思？原来，在最早的中医方剂的书《伊尹汤液经》里面，很多方子叫"大汤"，意思是正式的方子。这是中药方的最早形态，非常正式、正规，每个方子非常讲究。

方子里面用药物来治病，这叫"毒药攻邪"。同时，用其他的食物来辅助药物，行药力、护正气，每个方子里面必须要用到菜、谷、

果、肉来起作用。比如炙甘草汤，我认为它一定是《伊尹汤液经》里面的方子，因为它就有大汤的建制，比如，菜是生姜，谷是清酒（是谷物酿制的），果是大枣，畜是阿胶（动物皮熬制的）。

讲到这，大家该恍然大悟了，这就是《黄帝内经》里面的"五谷为养，五果为助，五畜为益，五菜为充"这个话的内涵。这是说开方子要用的方法。

中医，在最初的时候是十分辉煌的，那些方子开得如此的精致，大家想想吧，这是多么的炫目，每个方子，都有药物来治病，然后蔬菜、谷物、果实、肉类来配合辅助药力，补足正气。每个方子都整整齐齐，建制完备，这就是我们中医最早的方子啊，如此的灿烂！

但是，非常遗憾，这些方子大多丢失了，《伊尹汤液经》有三百六十方，我们现在知道的没有几个了。很多内容现在大家都不会了，思想退化了，没有这种开方的思路了。一听到一个药方里面要有菜、肉、谷、果，估计很多人会很惊讶，简直闻所未闻。

很多人问我，为什么中医当初是那么灿烂辉煌？我说，你们自己想想看，如此精致的方子，是给老百姓服用的吗？不是，这绝对是当时给王宫贵族用的，绝对不是"劳动人民在劳动中总结出来的"。

想想看，每个方子，会用到菜、果、谷、肉来进行"充助养益"，这简直是考虑到极致了。所以，我猜想这应该是当时的王宫贵族，动用了大量的人力物力所创制，时间应该完成于奴隶制社会时期，所以，后世凭个人的力量是没法追赶的。

　　这就是为什么很多古代中医的经典，会用诸如黄帝、神农、伊尹等王者、权臣的名字命名。这样的方子，被张仲景保留了下来，真的是效果非凡。从我给自己吃好了以后，到自己的家人出现此类问题，服用此方都是立刻解决问题。**如果朋友们有心脏早搏的问题，并且是气阴两虚这种证型的，可以使用炙甘草汤来调理，但是需要找个中医，帮助分析一下。**

第 **6** 章

长期失眠老得快，
用柴胡加龙骨牡蛎汤加味来泡脚

适应证：主治肝气不舒导致的严重失眠、两胁
胀痛。

　　有一次，一位企业家找到我，说他夫人自春节后出现一个病症：左侧腹部疼痛，牵连后腰。起初怀疑是附件炎，然后怀疑是肠道粘连，去北京协和医院做了检查，最后给出的结论是，没有器质性病变，继续观察。

　　他说检查了这么久，一来，没有查出原因；二来，夫人还一直被病痛折磨，他担心夫人的身体会有什么问题，所以，希望我能给出一个好的方法来调理。我当时分析：左侧腹部，在中医里面也是肝经所司的部位，再结合其他症状，判断这是因为情绪问题引起的"肝气不舒"，于是建议她使用张仲景的一个经典方子柴胡加龙骨牡蛎汤加味（在原本的药方里加药）。用这个方子每天泡脚，对疏肝理气有非常好的效果。

　　果然，过了3天，他夫人来电话，非常兴奋地告诉我："疼痛没有了，关键是睡眠变得非常非常好，不再失眠了，太好了！"当时我正在坐高铁，线路不好，电话到一半的时候断了，结果她马上又打了过来，接着告诉我这个好消息，一再向我强调一直状态不佳的睡眠改善了，感觉非常开心。

　　用这个方子调理好的例子非常多，比如，曾经有位长江商学院EMBA的学员，在我讲课后突然找到我，说有位在新疆的朋友，他妻子常年失眠，半年没有睡觉了（这当然不可能，因为人如果不睡觉，不出几天就该崩溃了。很多失眠患者声称自己几天未睡觉，医学专家对他们进行过仪器检测，发现其实他们都不同程度地睡过，只是他们没有任何记忆而已）。

这对夫妻从乌鲁木齐直接飞来找我。见面后，我判断她的失眠是由于情绪不好而引起的，她当时极力否认，说生活无忧，怎么会情绪不好。但是我相信自己的判断。最后开的也是柴胡加龙骨牡蛎汤加味，让她回去泡脚。

回去用了 5 天，这位女士已经可以每天睡 5 个小时了。后来又过了大约 10 天，她来电话说已经彻底痊愈了，特别强调，是真的痊愈了。

柴胡加龙骨牡蛎汤加味方有什么奥秘呢？

首先我们来看看这个方子的大致组成：

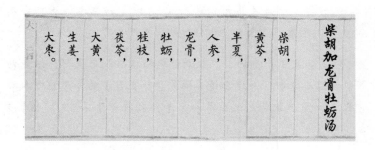

柴胡加龙骨牡蛎汤

柴胡，黄芩，半夏，人参，龙骨，牡蛎，桂枝，茯苓，大黄，生姜，大枣。

这个方子是小柴胡汤加味而成，专门调理少阳不和，肝胆失调，气火交郁，心神被扰。

柴胡加龙骨牡蛎汤加味调理的是：少阳病之胸满、烦惊、谵语、小便不利等症。这方子里面，小柴胡汤和解少阳之邪；龙骨、牡蛎镇惊潜阳，起到收纳心神的作用；桂枝通阳化气，疏解肝郁；茯苓泻三焦之水，补脾安定中焦；大黄泻内结之热。

这个方子我用来做什么呢？主要是疏解不良情绪导致的肝郁，

也就是说，主要用来调节情志失调的。

之所以用这个方子，是我当年在看伤寒医案的时候，发现用这个方子的病例很多，都是用来调理神志尤其是情绪失控等问题的。我当时想，现代人岂不是人人如此？于是慢慢探索，最终确立了一个大概的加减思路，把方子做了调整。

配方：柴胡6克、黄芩6克、法半夏6克、党参6克、炙甘草6克、茯苓30克、煅龙骨30克、煅牡蛎30克、珍珠母30克、桂枝6克、郁金6克、远志6克、香附6克、生地6克、白芍6克。

用法：

1.熬40分钟，然后将药汁分成2份，早晚兑入温水泡脚，每次20分钟，水温不要太热，水淹过脚面就可以了。

2.有些身体失调严重的，口服和泡脚相结合效果更好，但是如果想要配合口服，一定要请当地医生根据自己的体质稍作加减才行。口服一般要加上生姜和大枣，我推荐生姜3片，大枣12枚（掰开）。

3.有的人肝火明显，要加上丹皮6克、炒栀子6克。

4.如果失眠严重，晚上除了用此方泡脚，可以加服：山萸肉6克、五味子3克，熬水，用此水冲服炒酸枣仁粉3克。每晚服用1次即可，养肝血，安心神。

罗博士叮嘱

孕妇忌用。

一般情况下，如果确实是因肝气不舒而引起的失眠，泡脚后会有明显感觉，容易睡觉。但是，这个方子确实不是安眠的，它的主要作用是疏肝安神。睡眠转好，只是一个结果而已。

那么为什么要泡脚呢？现代人脾胃虚弱，如果让药物通过皮肤吸收，进入经络，效果更好，大家也更容易接受。很多老人本来就每天泡脚，如果有了这个方子，应该更容易调理。

这个方子，我建议只要是情绪不好引起的身体问题，除了及时去医院治疗现在的疾病，空闲时间，都可以用这个方子在家里泡脚，辅助调理一下。

事实上，越来越多的各种身体失调，我只要找到情绪不佳的影子在里面，就都建议大家用这个方子泡脚，效果往往出人意料的好。

延伸阅读：情绪问题会导致身体出现什么毛病

很多人的身体问题，现在看似与情绪无关，但是仔细询问，都可以找到几年前的什么情绪郁结。虽然现在觉得情绪没有问题了，但是身体却一直没有调整过来。

这种情况，中医会通过身体的症状来分析。身体是否仍然有郁结，我觉得基本的症状有以下几点：

1. 口苦、口干。

2. 眩晕。

3. 胃口不好，有忽冷忽热的感觉。

4. 心烦，容易发火，容易生闷气。

5. 有恶心反胃的感觉，甚至呕吐。

6. 胸闷心悸，肋骨两边有胀痛的感觉。

7.失眠多梦。

8.舌头的形状往往是尖的（正常的舌头伸出来，应该是椭圆形的；这种人舌头一伸出来，往往是一个尖尖的状态，又尖又长）。

这些症状里面，您对上的越多，说明郁结越严重。

我常常说，现代人的身体失调，我所见到的，大约80%的人是由情绪不佳导致的，郁闷、焦虑、紧张等情绪，让我们肝气不舒、情绪不佳。所以，我到各地去讲课，基本上都向大家介绍这个方子。

现在，医院每天都有很多的疑难杂症患者，他们的病症可能病因不明、检查无果，缺乏治疗思路。此时，我建议医者从情绪的角度去考虑，我所了解的情况是，大多数人的病是因为不良情绪引起的，疾病症状看似与情绪无关，但是追根溯源，会发现二者互为表里，相互联系。从这个角度考虑，可能会有新的突破。

最后，我想告诉大家的是：这样的方子，我们不能用一辈子，一般情况就见效一时而已，您不能靠每天泡脚泡一辈子才能幸福吧？真正调理我们身体的，是我们良好的心态，是我们与人为善的意愿。只要我们处处与人为善，心怀慈悲，就能心胸开阔、气血通调。

所以，真正让自己健康的不是草药，而是心药，这个药，就在您自己的心里，就是慈悲心，就是一颗时时温暖的与人为善之心。

第 **7** 章

身体血液不足，
用玉灵膏补

　　蹲下猛地站起来，眼前会瞬间变黑；面色无华；
容易失眠、健忘、疲劳、头晕、心悸；有黏膜的部分
（如指甲肉、嘴唇、眼睑等）颜色较浅，总是惨白，这
都是血虚的症状，可以用玉灵膏来补。

　　您有过这样的经历吗？蹲在地上 2 分钟，猛地站起来，眼前瞬间变黑一下？如果有，那您多半是血虚。

　　在古代医家的医案书里面，我最早看的是清朝王孟英的医案，所以在央视讲《百家讲坛》的时候，第一个讲了王孟英。而且，在故事里面，我介绍了王孟英的一个方子——用龙眼肉制成的玉灵膏。

　　玉灵膏是做什么用的呢？补血！现在，血虚的人非常多。所谓血虚，就是血液不足，与西医的贫血有范围交叉的地方。比如血虚，去检查可能还未必贫血。但是，贫血的人，则一定血虚严重。

1. 如何判断自己是否血液不足（血虚）

　　（1）面色无华，脸色总是没有那种红润的感觉。

　　（2）容易失眠。这叫血不养心，所以会失眠。现代社会，因血虚失眠的情况比较多。

　　（3）容易健忘。刚刚见过的人，转眼就忘了别人的名字，这也是血不养心的缘故。

　　（4）有黏膜的部分颜色浅。比如，指甲肉的颜色、嘴唇的颜色、眼睑的颜色等，总是惨白。

　　（5）容易疲劳。比如女性都喜欢逛街，但是血虚的女性逛街，会特别累，"骨头架子像要散了一样"。而且，在疲劳的时候容易心悸，心脏乱跳，容易头晕。

　　（6）夏天的时候，手脚是热的；而到了冬天，手脚就变得冰凉。

夏天进入有冷气的房间，也会如此。这是血虚不能濡养四肢的缘故。这样的人会怕冷风，冬天比别人穿的衣服多。

（7）蹲下2分钟，猛地站起来，眼前会瞬间变黑，片刻才能恢复。这往往是气血不足导致的。

（8）舌质淡白，没有红润的感觉。

如果有以上症状，就要考虑自己是否血虚了。

2. 我们为什么会血液不足（血虚）： 脾胃虚，欲望太多

怎么会有这么多人血虚呢？血虚的原因是什么呢？

（1）脾胃虚弱

中医认为，脾胃吸收了食物的营养物质，将其转化为血液。正所谓"脾胃为后天生化之源"。

可是，现代人因生活方式的不正常，脾胃受伤的时候太多了。然后脾胃受伤了，往往会血虚。

（2）欲望太多

现代人思虑过度，每天都在思考要如何赚钱、公司要如何发展、人际关系要如何处理，结果损耗心血，导致血虚。

我有一次去一个单位讲课，经理是位老大姐，她听我说完后，觉得太对了。她说她就是心思重，昨晚一夜没睡好，在思考问题。我问她："思考什么呢？"

她回答："现在我的女儿在读大学，我昨晚上翻来覆去睡不着，

想的就是她万一将来谈恋爱了，将来结婚了，婚后生了孩子，这个孩子长大了，将来住房问题怎么解决呢？！"

我当时目瞪口呆，不知如何回答。可是，转念一想，我们有多少人，也是这样操心将来的杂事的呢？

确实，我们所操心的事情，或者是过去的，或者是不可能到来的。但是，它们却占据了我们大脑中很大空间，一直在耗伤我们的心血。

3. 为家人做玉灵膏

王孟英的玉灵膏，是一个很好的养血的方子。王孟英在《随息居饮食谱》中说："玉灵膏一名代参膏。自剥好龙眼，盛竹筒或瓷碗内，每肉一两，入白洋糖一钱，素体多火者，再入西洋参片，如糖之数。碗口幂以丝绵一层，日日于饭锅上蒸之，蒸到百次。凡衰羸、老弱，别无痰火，便滑之病者，每以开水瀹服一匙，大补气血，力胜参芪。产妇临盆服之，尤妙。"

配方： 龙眼肉10份，西洋参1份（吃多少做多少）。

用法： 将二者搅拌均匀，放到碗里，上锅隔水蒸，蒸到4个小时以上。每天1调羹，开水冲泡服用。

这个方子补血力道非常大，寻常的补血之剂不起作用时，这个方子会很快见效。

　　用这个食疗的方法调理见效的例子非常多。给大家举个例子：北京有位女士，她说自己做什么事情都是无精打采的，每天都感觉非常疲劳，以至于工作都难以胜任了。另外，脸色苍白，怕风，怕冷，头晕，晚上无法正常入睡。去医院，又检查不出任何疾病，这让她很苦恼。

　　当时她找到我，问我她这是什么病，把我给问住了。

　　这是什么病？这是一系列症状。如果你把它们当作"病"，失眠是病，可是怕风是什么病呢？如果真的把它们当病，并一个个研究，我相信此生也找不到答案，比如怕风、怕冷，您去医院挂哪一科？

　　而我们中医考虑的是，你的体质如何，是血虚的体质，就要先养血，然后，因为血虚而出现的这些症状就会消失。此时人们会说："瞧，这些'病'好了。"

　　所以我当时的回答是："我也不知道您这是什么病啊，我们先用食疗的方法，调理一下体质好吗？"

　　于是，让这位女士吃玉灵膏。当时她不相信："这么简单的东西能有效吗？"我说："试试吧！"结果，过了1周多的时间，她所有的症状都消失了。

　　后来我大力推广这个方子，很多人受益。我觉得，现代人养血的手段太少，特别是女性，因为其特殊的生理结构，一生中失血次数很多，如果不懂得调养，就会导致血虚。这样的女性，身体总是不舒服，去医院检查，往往又查不出什么问题，很痛苦。这个方子就可以帮到大家，尤其是生过孩子的女性，往往血虚严重，却找不到有效的方法调养，以至于体质越来越差。而如果用玉灵膏来补，效果可如王孟英所言："产妇临盆服之，尤妙。"

罗博士叮嘱

但是大家记住，怀孕期间不要服用玉灵膏，但产后则是最适合服用的，对产后恢复有很好的效果。

4. 玉灵膏对人的五大好处

（1）提高睡眠质量

根据网友反馈，睡眠得到改善的，大体占了整体反馈中的 80% 以上。很多人说之前翻来覆去无法入睡，服用玉灵膏以后，就能睡得很香了。

那么，为何服用玉灵膏可以改善睡眠呢？主要原因是龙眼肉是养血安神的。如果我们血虚，血液不足，会导致血不养心，所以出现睡眠障碍，而龙眼肉养心血、安心神，自然可以使人安睡。

（2）气色好，精力充沛

服用玉灵膏以后，很多女士说，自己去单位，同事们都反映气色变好了。这是气血上荣于面的缘故。而且，在面色改善的同时，精力也充沛了。

"一盒快吃完了，感觉睡眠和精神比之前好多了，脸色开始红润。精力充沛啊，没有以前总觉得疲惫的感觉。"

这是正气充足的表现。龙眼肉具有补脾的作用，而西洋参补气，所以这个食疗方具有比较明显的增加正气的作用。这么多的服用者反馈，也正说明了这点。

（3）身体疼痛消失

这恐怕是很多人没有想到的。有的反映自己的腰痛消失了，有的反映月经前的头痛消失了。为何玉灵膏还能调理身体疼痛呢？

这要从几年前，我去上海中欧工商管理学院做讲座说起。那时候在休息室，一位老师问我："罗博士，您说我腿疼是什么问题呢？我治疗了2年了，都没有效果。"

因为疼痛的原因太多了，我当时也不能立刻判断。于是我就请她伸舌头，一看她舌质淡白，就知道是血虚。当时我心里推断，血液如果在身体里面正常循行，则身体经脉没有问题；如果血液不足，则身体会产生反应，比如拘挛等。而疼痛很可能是一种严重的反应。于是，我就推荐她服用玉灵膏。

服用1周后，这位老师给我来了邮件说："罗博士，神奇吧！我的腿疼全好了！"而我的一位朋友来微信说："罗老师，我以前问过您的，月经前和月经第一天，我总是特别头疼，您说是肝阳上亢，也没有特别好的方法。我吃了玉灵膏10天后来月经，头一点儿也不疼了，而且以前两胁胀痛的问题也没有了。"

月经前头痛，是一种非常顽固的病症，很多女性受此折磨，确实难以调理。网友的反馈提示我们，如果从养血入手，另辟蹊径，也许会有更好的效果。因为月经来临，会导致身体中的血液处于与平时不同的状态，血虚之人，就会有各种病症。中医认为肝藏血，如果肝血足，肝经得养，那么这些问题就会迎刃而解。

（4）改善便秘

还有服用者反馈，服用后，便秘改善了："我是湿热体质，您虽然提醒湿热体质不适合吃，但我还是坚持吃了，每天少量地吃，偶尔喝点儿红豆薏米汤，一感觉舌粗苔黄就停一天，十来天了，多年便秘已有改善。常年三四天才便一次，最近四五天每天一次了；多年很少出汗的我，汗也在正常出了。很欣喜，感觉很奇妙，特反馈于您！"

为何玉灵膏与便秘也有关系呢？便秘的原因很多，对于女性而言，有情绪不佳导致的，也有血虚导致的。血虚导致便秘的原因，是体内血气不足。古人是这么形容的：就像河道里面没有水一样，小船就无法行动了；所以要养血，把河道里面的水加满，船才能走。古人管这种方法叫"增液行舟"。用玉灵膏养血，正是达到了这样的效果。

（5）改善月经

也有很多女性反应月经情况改善了："我很怕冷，例假经常是推迟十几天，每天都感觉没什么精力。吃完玉灵膏，很强烈的感觉没有，但是我的例假没有推迟那么久了，只比上个月的日子晚了2天，这就是效果。玉灵膏是好东西，真的应该推广开来，让更多的人受益！"

养血使月经状况改善，是意料中的事情。因为女性的经、胎、产等生理状况，无不与血液的状态有关，甚至有这样的说法：女人靠血养，如果血虚，女性的生理活动就会受到影响。现在很多女性处于血虚的状态，月经量不足、推迟，甚至提前闭经者都很多，此时，如果养血，则确实可以令这些女性身体更加健康。

以上（2）（4）（5）中的服用反馈，由微信公众号"宝妹小厨"提供，皆由服用者反馈，我在这里特此感谢，也希望网友们能提供更多信息。我甚至希望有关部门，尤其是医院的营养科，可以用严格的科研规范来做统计，用数据来做研究。因为对于很多身体需要恢复的血虚患者，这个食疗方子无疑是古人留给我们的珍贵礼物。

5. 服用玉灵膏后的副作用比较少

服用玉灵膏的副作用比较少。一例是服用后出现牙龈肿痛，我令其停用；另外一例是服用后出现感冒症状，但是她自己不能确定是否与服用玉灵膏有关。

因为产生副作用的例子太少，无法具体分析，我只是从理论的角度提示有这样的可能。

补正气后会出现感冒的症状，从理论角度分析，这可能是平时正气不足，身体内部有潜藏的邪气。但是自己无力抗邪外出，而一旦开始补正气，则容易出现反应。另外一个原因是体内瘀血较严重，有个别的情况是气机不通畅，导致滋补后会瘀阻，所以局部上火。

有人问，服用玉灵膏以后为什么会出汗？中医认为"血汗同源"。血虚之人，一般很难出汗，而在服用玉灵膏之后，血液充足了，自然就可以出汗了。

在中医看来，血虚之人（或者因为什么原因出血过多之人）在患外感的时候，正气不足，服用发汗的药物一定要慎重，否则会导致更加严重的血虚。

延伸阅读：古人的经方，值得深思并尊重

有个网友来邮件说："罗博士，您说玉灵膏蒸 4 个小时，可是，王孟英的原文是放在笼屉里面蒸 100 次啊，这 100 次，一定超过您的 4 个小时。所以我一算，蒸 100 次大约需要 40 个小时，于是尝试着蒸了 40 个小时。结果发现，龙眼肉不甜了，而且会有两种味道，一种是苦的，一种是酸的，但此时两者的药效极好，吃了不上火，而且立竿见影。我给同事吃了，都觉得睡眠明显改善了！"

这封邮件让我大吃一惊，我之前推广这个方子觉得现代人没有这个耐性蒸几十个小时，于是简化成 4 个小时，虽然有效果，但是部分人会上火。

可是，这位朋友说蒸 40 个小时后，吃了不上火，药效极好。

后来，我做了尝试，发现果然如此，在蒸过 10 个小时以后，龙眼肉的甜味就开始变淡甚至消失，然后会变苦，而药效却会变得更加好。

网友的实践让我深省，看来，古人写的东西，真的都是经验之谈，最好不要轻易改动，其中的内容，值得深思并尊重。

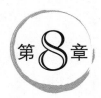

第 8 章

体质太差了，
吃点儿十全大补丸补补

现在很多人疲于奔命，身体的气血状态非常不好，这是非常不正常的现象，但他们却以妄为常，说句严重的话，这是在"戕害生命"。此时，对于有的人，仅仅休息是不够的，还需要滋补。

我经常到各地普及健康知识，很多朋友会借这个机会，来向我询问有关健康的问题，这样，我就看到了无数个"健康样本"。说实话，我觉得我们的健康状况是不容乐观的：有的时候我到一个单位里去，会被大家围住咨询，结果发现每个人都有一大堆的身体问题。

这些身体问题归结起来，除了压力大导致的失调之外，还有两种，一种是过剩，吃得太好了，痰湿蓄积（这种人，绝对是不能补的，一般需要清淡饮食，需要放松情绪。我常常对他们说，您最适合的饮食，是萝卜白菜；最需要的生活模式，是去跑步锻炼）。

还有一种，一看就知道精力明显不足，感觉疲惫不堪，面色无华，声音无力，舌头上面齿痕很重，舌质——舌苔没有覆盖的那部分舌体——颜色淡白。这样的人，则需要滋补了。

现在很多白领疲于奔命，身体的气血状态非常不好，这是非常不正常的现象，但他们却以妄为常，把这种不正常，当作正常的事情，说句严重的话，这是在"戕害生命"。此时，应该休息，但是，对于有的人，仅仅休息是不够的，可能还需要滋补。这个时候，会用到一个经典的方子，叫"十全大补汤"或者"十全大补丸"。

中医认为，气和血是人赖以生存的物质基础，如果一个人的先天体质虚弱，或因为后天劳累过度，或病后调养不当，或失血过多等，均可导致气血两虚，引发各类疾病。而如果可以服用此方，就能温补气血，从根本上给予改善。

很多朋友，在服用了我推荐的十全大补丸之后，向我反馈感觉精力充沛多了，身体的状态也好多了。

现在，在很多药店都能买到这个中成药，比如同仁堂的十全大补丸，直接温水冲服即可，或者按照说明书服用。

另外，这个方子也可以做食疗的配药，比如，我们可以在炖鸡的时候，把药丸加入，可以加一天的服用量，然后煲汤。此时，药物与鸡肉相和，然后可以喝这个鸡汤。

这个食疗方，对手术后的患者，具有恢复气血的作用。这是中医传统的食疗方法，各位可以参考使用。

我是一个非常反对滥补的人，但我现在为什么要推荐这个十全大补丸呢？

一方面，很多朋友处于气血不足、身体严重虚弱的疲劳状态，还在坚持工作，引起身体各种失调；另一方面，这个宋代的方子，躺在药店里面睡大觉，人们对它毫不了解，这是多么可惜的事情啊！我们的祖先，已经给我们想出了调理的方法了，我们为何不用呢？我们精力充沛，再精神抖擞地去工作，那该多么好啊！

这让我想起，宋代的一本方书《太平惠民和剂局方》书名里面的"惠民"两字，选用的是多么的好啊！中医可以惠民，可以惠及苍生。

罗博士叮嘱

首先是阴虚的情况不可以用。比如舌质很红，舌苔薄或者无苔，脉搏非常快的。这种情况不能服用。

或者有实热，比如外来的热邪炽盛，舌苔黄厚，舌质红的，也是不能服用的。

另外，滋补也必须掌握尺度，不可一味蛮补。这个方子，一吃很久的做法也不可取，需要请医生随时帮助分析是否可以继续吃才好。

还有，孕妇要在医生的指导下才能使用，不要自己轻易用药。

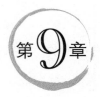

第**9**章

六味地黄丸肝脾肾全补，
主要补肾

如果以后谁跟您说六味地黄丸只补肾阴，您一定要告诉他这样说不完全。六味地黄丸是补肝脾肾的，只是着重点在补肾而已，它根本上是一个比较全面的调理身体的方剂。

在中国，六味地黄丸可以说是人尽皆知。尽管名气这么大，可老百姓还是不大清楚到底应该在什么情况下服用它。

六味地黄丸是钱乙创的方子，原本叫"地黄丸"，后来由于使用地黄的方子太多，而这个方子一共有六味药，于是就叫"六味地黄丸"。

古人开方的思路是非常清楚的，讲究君臣佐使，就像打仗一样，要把各位将帅安排得当，兵力部署得恰到好处，这样才能打胜仗，而六味地黄丸恰恰是这方面的典范。

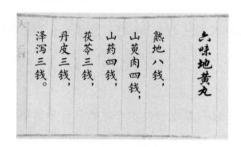

六味地黄丸这个方子里每味药分量的分配是相当讲究的：此比例通常不轻易改变。

这么一看，这个战阵的队列排布就清楚了。首先，大将军是熟地。它领的兵占八钱之多。这么多的兵力有何作用呢？

熟地是入肾经的，进入肾经后，可以对肾进行营养补充。也就是说，它及时地把粮草饮水等战略补给提供给了肾，这就是它滋补肾阴的作用。

山萸肉和山药，分别是四钱，数量是主将的一半。那么，这二位就是副将了。

中医说：酸味入肝。山茱萸领兵四钱，直入肝经，同时还兼入心经、肾经。这样副将山茱萸带领着队伍进入肝经后，就及时地把粮草送入了这个领地，肝经的运行就正常了，同时心经也得到了补给。

另一个副将是山药，它带的兵也是四钱，味道甘甜。中医说：甘味入脾。所以它一定是进入了脾经的区域，对那里进行了及时的补给。同时，山药还兼入肺经，所以肺经这个区域也得到了一些战略物资。

按照现在这样，人体的肝、脾、肾三个战区都得到了补养。但是问题出现了，肝脾肾这三个主要战区都发现了问题，肝经战区的回报是说那里尚有部分敌人没有清除，影响了物资的投放。这部分敌人是什么呢？原来是肝火。有肝火在，那么投入大量的物资是非常危险的。怎么办？让丹皮顶上去吧！

丹皮，又叫牡丹皮，它直入肝经血分，清除肝火，手段猛，行动快。但在此方中，丹皮只是对山茱萸进行掩护，所以不用带那么多的兵，三钱就够了。

脾经战区回来的报告说：这里还有部分敌人——水邪潜伏。原来，脾经是人体的干燥地带，如果有水邪潜伏，投放的物资会被浸泡，变成一堆烂泥的！

怎么办？需要派一位排水能手——茯苓去处理这个问题，越快越好！茯苓，味甘淡，是寄生在大松树根须上的一种菌类，白白的，是泻水健脾的能手。

最后，肾经战区发来报告，称这里也有水湿。这肾本来就是管理水的，但如果水湿太多，超出了它的负荷，会变成严重的负担。

怎么办？派泽泻，直入肾经执行泻水任务。

泽泻，光看它的名字就错不了，泽泻，泽泻，多少水都会泻掉！

总之，熟地、山萸肉、山药三位主将进入肝、脾、肾三经，同时派了三位助手——茯苓、丹皮、泽泻进入这三经除去邪气，这种治疗思路是严密的。看到这里，如果以后谁再跟您说六味地黄丸只补肾阴，您一定要告诉他这样说不完全。六味地黄丸是补肝脾肾的，只是重点在补肾而已，所以它是一个比较全面的调理身体的方剂。

也正因为它的设计思路如此精细，故在经过了近一千年的临床考验后，它成了中成药中最为著名的方子。

1. 什么样的人离不开六味地黄丸

六位地黄丸在人体肾阴虚的时候，服用效果最好！

肾阴虚有什么表现呢？

（1）看舌头

如果舌质发红，舌苔薄，就可能是肾阴虚（如果舌质白则是阳气不足的表现，要排除）。

（2）看脉搏

您可以和以前自己的脉搏比较，如果最近跳得比较快，则可能是肾阴虚。肾阴虚脉搏的特征是细数，您可以在附近找个老中医，让他诊一下脉，看看自己的脉是否如此。

如果在舌红、苔薄、脉细数的同时，出现以下症状，就可以服用六味地黄丸了。

（3）腰膝酸软

因为肾的位置就在腰部，腰是肾的宅第，如果肾阴虚，则会导致腰部感觉不正常。

（4）头晕眼花

这种感觉是眼睛干干的，很涩，见到风还容易流眼泪，这是因为气血不足，虚火上攻的缘故。

（5）耳鸣耳聋

这种耳鸣是一种长时间的，声音很小的那种耳鸣，和您感冒发烧时的那种"轰轰"的耳鸣不同。

（6）盗汗自汗

身上总是出虚汗，稍微一动就是一身汗。如果是晚上睡觉时出汗，那就说明阴虚得非常厉害了，有的人被褥都会湿掉（夏天的桑拿天，无论是谁睡觉都会出汗的，这种不要包括在内）。

以上就是肾阴虚通常的诊断标准。

下面我再介绍一下六味地黄丸在生活中的几处应用：

（1）熬夜

现代人的生活已经和古人大不相同，古人是跟着太阳的起落作息，现代人反过来了，晚上要熬到午夜过后，早晨又起得很晚，这样的作息时间肯定会对身体造成不好的影响。

中医认为，夜属阴，如果您在夜里一直不休息，一直在活动，那么损耗的是您的阴气——身体的物质基础，这会引起身体的各种不良反应。研究者发现，上夜班的人群患的职业病非常"有规律"，比如他们的脂肪肝发病率远远高于非夜班人群，大家很不理解这是为什么，其实这就是身体在进行自我补偿而已。

所以，熬夜的人注意了，如果您感觉到了有前面我论述过的那些诊断指征，那就可以服用六味地黄丸来进行调理了。它可以慢慢调整您身体的失调，使身体向正常的方向转化。

（2）用脑过度

现在的工作学习节奏太快了，很多时候都需要在短时间内进行高强度的思考，这是很伤肾的。长此以往，人的身体就会失常。

用脑过度跟伤肾有什么关系呢？中医认为，肾主骨生髓，脑为髓海。什么意思？就是说人体的骨头，骨头里的骨髓，直到大脑，都与肾有着密切的关联。如果人过度用脑，就会产生耳鸣、疲惫无力、头晕、腰腿无力等情况。所以，想要改善用脑过度导致的身体失调，要从补肾下手。这个时候，可以服用六味地黄丸，它可以补肾。

（3）房事过度

对于房事过度伤身这个问题，西方人不大重视。但是东方人的体质不同，房事过度确实会引起一些身体上的失调。

但是，六味地黄丸不是壮阳药，它与壮阳药有本质的不同，有许多朋友都问我这个问题，就是六味地黄丸是否能够让性能力更强等。实际上，房事过度的话，人的身体会出现一些失调，六味地黄丸是纠正这些失调的，它只能起到补充物质基础的作用。请记住，物质和功能是两回事。六味地黄丸对人的作用是长期的，缓慢的；如果长期房事过度，那对身体的影响也是长期的。这时如果能够坚持服用一段时间的六味地黄丸，并减少房事频率，就可以减缓身体的损伤程度。

（4）粉刺

有很多正处于青春期或者刚过了青春期的人，尤其女孩子，脸上的粉刺很多，很痛苦，实际上这是一种肾阴不足、虚火上炎的表现。

正常人体内的阴阳本来是平衡的，但如果阴不足的话，就会导致阳过分地增长。在这种情况下，就会在体表表现出来，粉刺就是其中的一种。

所以，对于长粉刺的人来说，补充体内的阴气，让人体阴阳能够平衡是非常重要的。怎么做呢？服用六味地黄丸，对体内的物质基础进行补充，使得阳气不至于过分亢奋，这样粉刺就可以消掉了。

当然，在服用六味地黄丸的同时也可以用野菊花、枇杷叶各 10 克泡水喝，这样可以更快地解决粉刺问题。

2. 什么人不适合吃六味地黄丸

第一，身体有湿热的人。

什么样的人身体有湿热？

诊断指征是：

① 舌苔厚，舌苔黄腻（不是在吸烟和饮橙汁后）。

② 胃肠里面胀闷，大便不成形。

第二，身体阳虚的人。

什么样的身体是阳虚？

诊断指征是：

① 舌质颜色淡。

② 脉搏跳动多数是缓慢的。

③ 下肢发凉，怕冷。

④ 尿是清长的。

这部分人要先补阳（记住：所有的肾阳虚都是在肾阴虚的基础上形成的，但此时不要马上补阴），再补阴，或者两者同时进行。

第三，脾胃功能弱的人。

中医认为，六味地黄丸中的主药熟地有滞腻的性质，长时间服用会导致脾胃不振，所以要慎重服用。

脾胃功能弱的人如何服用六味地黄丸？

我可以给大家提供一个方法：

配方：砂仁1个，六味地黄丸（用量遵医嘱或说明书）。

用法：将砂仁捣碎，泡开水，用这个水来冲服六味地黄丸。

砂仁的芳香之气可以振奋脾胃，就化解掉了熟地的滞腻之性，同时砂仁还可以引药气归肾经，一举两得。

当然，最好的办法是请老中医给自己诊脉，看看是否适合服用六味地黄丸进行调养。

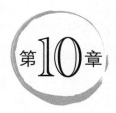

第10章

感恩地龙粉，
治痔疮不一定要手术了

　　"十人九痔"这个说法可能有些夸张，但痔疮确实已经成为折磨大多数现代人的一种难言之隐，坐卧难安，疼痛难忍，如果手术，更是痛苦万分。您可能不知道，小小的地龙就是解决痔疮的良药。

痔疮是一个很奇怪的病，因为只有人类才有。研究者分析，这和人直立行走有关，是由于局部血液循环不畅引起的。

痔疮的类型很多，按发生部位的不同，可分为内痔、外痔、混合痔。

痔疮的治疗，一般医院是用手术的方法，直接切掉。这种方法比较痛苦，我去肛肠医院的时候，患者对我说："每次换药都是上刑啊，下辈子都不希望再来一次了！"现在还有一种电切术，是用电把痔疮烧掉，打麻药进行，但是术后也很痛苦。

中医一直在尝试用吃中药的方法来解决这个问题，但是效果很不稳定，比如这个方子对某个人有效，对别人就无效了。秘方大师许叔微就曾患痔疮，他也承认，药方这次有效，下次就无效了……

我们家里以前是主治肛肠科的，也有几个方子。据我的母亲说，有一个以大黄䗪虫丸为基础方的方子很有效，可做工复杂，再加上门诊限制院内制剂，就不做了。

后来，我就经常收集各种方子，有不少是患痔疮的朋友提供给我的，我都记下来了。下面是我总结的三个简便方，大家可以参考。

（1）椿根消痔止血方

适应证： 便血。

配方： 椿根皮200克。

用法： 每次用30克椿根皮熬水，熬出2碗，熬好后放入红糖1调羹，早晚各喝1碗。

这个方子是一位老师提供的，当时我在给中医院学生上课，他在后面听。我讲完了痔疮这个病，下课后他就对我说，他以前患痔疮，便血很严重，什么药都用了，都不行，后来他用了这个椿根皮，就痊愈了。

（2）地龙灭痔粉

适应证：单纯的内痔、外痔，或者混合痔。

配方：地龙50克。

用法：去药店买中药地龙，让药店研成粉末，然后让他们给装入胶囊，每次服用6颗，早晚各1次。

（3）地龙饺子

配方：地龙、瘦猪肉馅。

用法：把地龙研成粉末，然后加入2倍体积的瘦猪肉馅搅拌（用多少拌多少），不要放作料，然后包饺子，蒸熟，每次吃7～10个，一日2次，可以蘸作料吃。

地龙饺子就是味道怪些，但是效果不错。一般连吃四五天就可以达到收缩痔疮的效果。这个方法在各地的民间验方中都有，书籍中记载的比较多。还有的是用地龙和猪肉做成丸子，味道也很怪。另外，我还检索到一些医学论文，也提供了相关的证据，有的医生对这个地龙进行了临床观察，发现对痔疮的治疗效果很好。

这个方子简便易行，在国外某些地区，地龙就是食物，常用来做菜，所以大家也别因为味道奇怪而讨厌它。

地龙中的一些有效成分，可以对血栓起到消融的作用。如果当地的中医，能够针对体质，加上些口服的中药，那就更好了。

网络上很多朋友都用上述的方法，摆脱了痔疮。但是在轻松之余，千万记住，蚯蚓为你牺牲了自己，感恩一下吧。

罗博士叮嘱

请大家千万注意：直肠癌有的时候也便血，和痔疮很类似，二者有类似症状，所以一定要先检查，不要把直肠癌当作痔疮治疗了，切记！等确认是痔疮了，才可以对症调理。

第 **11** 章

吃当归苦参丸，
治疗热毒皮肤病

当归苦参丸用于治疗血燥湿热引起的头面生疮、粉刺疙瘩、湿疹刺痒、酒精鼻赤、毛囊感染等各种皮肤病，效果很好。

当归苦参丸是同仁堂生产的一个成药，成分非常简单，就两味：当归和苦参。

其中，当归是活血养血的，苦参是燥湿祛湿的。

但是，方子简单，功效却真不简单。当归苦参丸的功能是什么呢？凉血、祛湿、解毒。主要用于血燥、湿热引起的头面生疮、粉刺疙瘩、湿疹刺痒、酒精鼻赤。

对于皮肤上有的热毒，尤其是湿热引起的热毒，用苦参的效果可谓是立竿见影。现在很多研究表明，苦参还有防止过敏的效果。

当归苦参，原来是用来治疗粉刺疙瘩的。我的体会是，用它来治湿热之毒引起的各种皮肤病，都有一定的效果。

曾有位电视台的朋友皮肤出现了问题。他在拍一个专题片时，因为很累就坐在拍摄现场一块刚下过雨的草坪上歇了一会儿，谁知回家后发现身上起了皮疹，尤其是脚腕部，非常严重，他自己的形容是：很可怕，没有见过的那种。

这个时候，他打电话咨询我。我问他："皮疹是什么颜色？"他告诉我："红色的。"

我判断，这基本上是湿热引起的。首先，脚腕部重，这是湿气下行在身体下部出现的问题。同时，皮疹是红色的，说明体内有热，再加上当时下雨，他是冒着湿气在工作的。我告诉他，去药店买一个中成药，叫"当归苦参丸"，先服用下去，然后第二天去医院进一步诊断一下。

3天过去了，我都忘了这事了，结果这位朋友来了电话，说他后来也没去医院检查，就服用这个当归苦参丸来着，身上的皮疹基本都下去了。2 天以后，就只有脚部还有一些。我告诉他，每天用 100 克赤小豆，熬水喝，配合着吃当归苦参丸。

后来，他告诉我按照这个方法服用当归苦参丸，皮疹彻底消退了。

再举个例子，有位女士，月经期间用卫生巾时，会阴部总是出现问题——主要是在肛门周围，起一些如同疮疖的东西。起初以为是痔疮，但是肛肠医院检查后说是毛囊感染。

病刚发时，她以为是卫生巾的质量不好，尽管换过很多品牌的卫生巾，病还是不请自来。

她找到我后，我就告诉她，吃当归苦参丸，3 天后看效果如何。3 天以后，她告诉我，第二天，病基本就痊愈了。

湿热除了导致下半身生病，也会上侵，引发诸多面部问题。

还有一个朋友，不知道怎么搞的，觉得自己的脸上痒，一看，起了很多红疙瘩，也不知什么东西。他就把枕巾什么的都换了个遍，但还是觉得痒，经常挠脸，很苦恼。

我分析，这也是湿热引起的，因为他这种痒的感觉，是有风动的表现。一般血燥的人都是这样的。另外，血燥的同时，还有湿热。正是因为血燥，所以湿邪才能进入。

也许有朋友会问，怎么燥还兼湿呢？是这样的，燥的是血，因为血亏了，湿邪才乘虚而入，这个燥和湿是两个层面上的。

于是，我让他服用当归苦参丸。结果，3 天左右他脸上的疙瘩就消失了。

后来，有朋友就告诉我，这个苦参原本就是治疗过敏的，他那个就是过敏！

可是，我相信，单单服用苦参恐怕没这个效果。类似的情况，有的朋友头皮上经常生很大的疮，或者叫火疖子，我也会推荐他用此药，效果都不错。所以，大家以后走进药店的时候，看到当归苦参丸就要知道，这是用来治湿热引起的皮肤热毒症的，如果自己皮肤出现了那种红、热表现的皮疹，都可以使用。当然，最好有医生的指导。而且，孕妇是不能随便服用的。如果对症，一般很快就会见效。如果 2 天没有任何效果，那么，就需要去医院检查一下了。

第 12 章

你万万想不到——
治痛风要吃乌鸡白凤丸

越来越多的人和我说受到痛风的困扰，一般都是通过忌口来控制。在代谢、排出血尿酸的过程中，肾脏起着非常重要的作用。如果单纯忌口，则永无尽头，因为肾气不足，只要再吃，便会立刻犯病。所以，忌口是必要的，但绝对不是唯一的办法。

痛风，是现在非常容易出现的疾病之一，且男性居多，女性占5%左右。数据表明，痛风患者的血尿酸普遍偏高，血尿酸指标的高低与嘌呤摄入量成正比。这就意味着，痛风与摄入不合理的食物有关，比如长期吃海鲜等肥甘厚味的食物，再加上啤酒会使得嘌呤的分解加速，容易出现痛风。也就是说，电视剧《来自星星的你》里面千颂伊的吃法，炸鸡加啤酒，如果常吃，是有点儿危险的。

现在调理痛风，大多是劝大家忌口，杜绝美食。可服用的药物，也是有限的，有些没什么效果，有些虽然有效果，但是副作用比较大。

我常想，为什么吃同样的食物，有的人没问题，有的人就无法正常代谢呢？关键问题还是在于自己的肾气不足。

要知道，在代谢、排出血尿酸的过程中，肾脏起着非常重要的作用；血尿酸高，又会反过来直接影响肾脏，所以痛风导致的肾病是非常多的。

那么，如果单纯忌口，则永无尽头，因为肾气不足，只要再吃，立刻就会犯病。所以，忌口是必要的，但绝对不是唯一要做的。

治痛风，还有医家主张泄浊。我觉得泄浊是可以的，但是单纯用药物帮助身体向外排泄，也是在代替身体作战。一旦不使用药物了，身体还会自己排泄吗？所以，泄浊应该是在痛风急性发作时必须用的，但平时还要想新的办法。

我觉得，补足肾气是一个很好的途径。肾气足了，自己就有能力排泄体内的痰浊，这不就是解决根本问题的方法吗？

那么，该用什么药来补肾呢？

有一位朋友为我提供了思路，一天他偶然问起我："罗博士，为什么身边有朋友患了痛风，吃了乌鸡白凤丸就好了，后来有几个人吃都见效了，这是为什么呢？"

经他这么一问，我可就上心了。仔细一想，这个乌鸡白凤丸，还真是很恰当的啊！

乌鸡白凤丸这个方子，是大有来历的，它首载于明代医家龚廷贤所著《寿世保元》中，原名乌鸡丸、白凤丹，后经清代太医院调整，作为宫廷秘方被太后和嫔妃使用，一度被视为女性专用药。但经过临床实践，发现乌鸡白凤丸其实有多种用途。

延伸阅读：乌鸡白凤丸的方子到底有什么神奇？

乌鸡白凤丸

乌鸡（去毛爪肠），天冬，
鹿角胶，甘草，
鳖甲（制），地黄，
牡蛎（煅），熟地黄，
桑螵蛸，川芎，
人参，银柴胡，
黄芪，丹参，
当归，山药，
白芍，芡实（炒），
香附（醋制），鹿角胶。

这个方子里面，除了乌鸡外，还用了人参、黄芪、当归等补气养血药，还有生地黄、天冬等养阴、清退虚热的药，还有疏肝理气的香附，温肾助阳的鹿角胶等。这个方子，是阴阳双补，肝脾肾兼顾。

通常认为，乌鸡白凤丸有补气养血、调经止带的作用，主要用于气血两虚所致的月经不调、白带清稀等，常用于女性。现代药理研究也证实，该药有促进造血功能、抑制子宫平滑肌收缩，以及止血、保肝、抗炎、降脂等作用。

但是，这个方子男性能用吗？其实，谁规定某个方子是有性别区分的呢？只要对症，就可以使用。我们看这里面的药物，没有一个药物写着是只给女性用的。

我发现，现在此方的应用很广，比如男性的前列腺疾病都可以用它来调理。我觉得大多数痛风患者，都是属于脾肾不足，无力排污泄浊，所以，滋补脾肾非常关键。此方又配合疏理肝经的药物，更加适合。因为痛风大多发作于脚的大拇指，此处正是肝经循行的位置，两者刚好契合。

而且，此方平和，属于补益类的保养方子。对于脾肾不足体质的痛风患者，此方目前是我见到的比较有效的方子。

有一次我在广东的东莞讲课，吃饭的时候，一个企业家对我说："罗老师，感谢您上次讲课推荐的这个乌鸡白凤丸，我推荐给我姐夫，他开始不好意思吃，后来我逼着他吃了，他是很严重的痛风，结果现在痊愈了。去医院检查，血尿酸完全正常了，前几天我们吃饭，他居然又能吃海鲜啦！"

这样的消息，我听了很高兴。上次吃饭的时候，大家都对此药还有这个作用感到无比好奇，很多朋友都说，真的吗？可是这个不好意思吃啊！

中医有句话，叫"有是症则用是药。"管它给谁吃的，只要对症，为何不用呢？

但是要告诉大家的是，这个方子，我主张在痛风没有急性发作的时候吃；如果急性发作的话，最好还是去医院就诊。

有的医生主张在痛风发作的时候吃几丸龙胆泻肝丸，会迅速缓解疼痛。现在同仁堂的龙胆泻肝丸用的都是白木通了，比较安全，这个思路我认为是合理的。

痛风急性发作的时候，吃其他的有针对性的药物也是可以的。然后，再服用乌鸡白凤丸，这是缓图（缓慢地达到效果）。

有朋友会问，吃多久好呢？我的建议是：方剂一般半个月一个疗程，可以服用半个月后去医院检查一下，几个疗程下来，在血尿酸正常后，再巩固一下就可以了。

必须强调的是，乌鸡白凤丸不是包治痛风的特效药，同时它只对脾肾虚损型的痛风会有一定的效果；如果病情严重，仍需正规治疗。因此，我把此方定位在"对于脾肾虚损型的痛风患者会有一定的辅助作用"的位置上。

很多朋友只关注痛风发作时的疼痛，不痛了就不大关心它。要知道，痛风病的疼痛发作，只是痛风的一个表现，我们需要关注身体的其他部位是否也会出现问题。同时，我们更需要关注血尿酸的指标；如果超标，就要考虑改变生活习惯，调理身体。千万不要单纯地认为没有疼痛，就一切平安。这是健康教育需要告诉大家的理念。

现在，生活习惯引起的疾病越来越多了，这些疾病，让人们饱受痛苦的折磨。单就痛风而言，引起的肾脏疾病，甚至肾衰竭就非常多见，为患者带来了巨大的痛苦和经济负担。因此，我们从多个角度寻找解决方案，是非常有价值的。

第 13 章

逍遥丸，
专治被气憋出来的病

有爱生气、心情郁闷、总失眠、胃口不好、手脚冷、胸胁胀痛、身困乏力、便秘、月经不调等情况的人，可以用逍遥丸来调理。

1. 身体最容易出现"肝气不舒"的问题

中医认为，人体的气机是不断地升降沉浮的。如果运行过程中出现了问题，身体则会上热下寒，百病丛生。那么，人体气机运行最容易在哪里出问题呢？答案是：肝！中医理论中，肝，不只是一个器官，更是一个系统。其主要功能是藏血，主疏泄——调节情绪，负责身体内的气血运行畅通。

但是，如果情绪郁闷，其郁积的程度已超过了肝的疏泄能力，就会导致肝系统的运行障碍——肝气不舒。

肝气不舒会导致身体出现哪些问题呢？

（1）手脚冰凉。肝主四末——四肢的末端，如果肝气郁积，气血则无法到达四肢末端，手脚就会冰冷，中医称之为"四逆"，很多女性朋友都是这样的。

（2）易怒、心烦、失眠多梦、抑郁。

（3）头晕目眩，身困乏力。

（4）瘀血。

（5）女性月经不调（有些女性在月经前特别容易发火，这很可能就是肝气不舒引起的；还有的是月经前乳房胀痛，也与此相关。传统中医认为，乳房属胃经，乳头属肝经。肝经与女性的生殖系统密切相关，因此肝气不舒与月经不调也有很大关系）、痛经、闭经或崩漏。

（6）食欲差，胸胁胀痛。

（7）器质性病变。

……

其实，"肝气不舒"在现代社会是一个非常严重的问题。因为现代人工作生活的压力大，情绪疏解能力差，相关疏导机构少，所以"肝气不舒"的人情绪问题很多，由此引起的各种疾病也非常多。多到什么程度呢？我觉得我所见过的身体出问题的人里面，70%的人的疾病都是情绪不良引起的。

在逍遥丸这个方子里面，柴胡是疏肝理气的，白芍敛阴柔肝，和当归一起来补肝体而助肝用，使血和则肝和，血充则肝柔，共为臣药。方子里面的薄荷也是升散的，可以透达肝经郁热；生姜则是辛发的，也可以发散郁结。

2. "肝气不舒"最伤脾胃

中医认为，肝属木，木克土，脾胃属土，所以肝气不舒——情绪有问题会直接影响脾胃的功能。也就是说，消化系统受植物神经控制，而情绪郁闷，会导致植物神经紊乱，因而影响消化系统的功能。所以肝气不舒的人，常有胃口不好、胃痛、嗳气、呕吐等症状。

很多人患顽固便秘，其实与肝气不舒有很大关系。这在年轻女性里面特别多见，不少人常年吃泻药，但只能治标不治本。

延伸阅读：脾胃虚弱，人体会出现哪些问题

　　我们吃进身体的食物，经过脾胃的消化，其中好的东西——

精微物质会被吸收：一部分上输于肺，在肺的作用下化为气；另一部分上输心，在心的作用下化为血，然后气推动这些血液供养四肢百骸。

如果我们的脾胃出了问题，气血，尤其是血的来源就出问题了。那么，肝气不舒会影响脾胃功能，脾胃功能失常，会导致血虚。然后血虚反过来又会加重肝气不舒（因为肝藏血，血不足了，肝经失养，又会更加暴戾）。肝郁——脾虚——血虚——肝郁，实际上这是一个恶性循环。

这样的恶性循环，被逍遥丸这个方子全部给拆解了。逍遥丸针对这三个环节，每个环节都设置了解决的药物，可见古人出方，是多么周全。

很多女性身体出现问题，从表面上看，症状复杂。但是仔细分析：女性天生情绪敏感波动较大，因此肝气不舒的情况很多，接着就导致脾虚、血虚。而血虚会导致肝火更旺，然后脾胃再次受伤，于是更加血虚。

这个时候，如果我们看不到这个整体的过程，单纯只去解决一个环节的问题，效果往往不好。这就是为什么有很多女性的身体调理效果总是不佳的原因。为什么逍遥丸这么神奇？因为在这个方子里面，有茯苓和白术来补脾，这样就防止了肝火的侵袭（这就是张仲景的"见肝之病，知肝传脾，当先实脾"之意）。

然后，又配了当归来养血，结果就阻止了血虚的情况。

如果血虚后肝火更旺呢？那就在原方子里加清火的栀子和牡丹皮，其中栀子泻三焦之火，丹皮清肝胆之火，加上这两味药以后，新方子就叫加味逍遥丸，又叫丹栀逍遥丸。

3. "逍遥丸"的正确服用方法

话说宋代建国之初，兵荒马乱，老百姓所患疾病非常多。宋朝皇帝希望社会稳定，百姓休养生息，所以非常重视医药，当时就鼓励老百姓献方，并视方子的作用给予献方的人钱或者官位。在此政策的鼓励下，宋代搜集了大量的医方。方子搜集以后，整理出了几部大型的方书。《太平惠民合剂局方》就是其中一部，里面就有逍遥散。

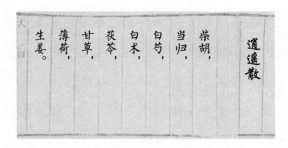

我一般推荐别人将前六味药研成粉末，用生姜和薄荷一起煮水，然后去掉药渣，喝药汁。

罗博士叮嘱

今天，有的药厂生产的逍遥丸就忽略生姜了，这是没有懂得里面的道理，所以大家如果看药品说明书，上面的成分里面如果没有生姜的，您服用的时候（用量遵医嘱），需要自己切1片生姜，开水泡一下，用这个生姜水冲服，效果会更好。

4. 逍遥丸男女都能用

很多人认为这个逍遥丸是女性的专利，专门用来调经的。这其实很片面，只要是有肝郁、脾虚、血虚这三个问题的人，其实都可以用，无论男女。

在古代医书上，有不少关于男性使用逍遥散（中医方剂名，逍遥丸是中成药）的医案。明代李士材就治疗过这样的患者：一名男子浑身发热，咳嗽十分严重，有的医生用金匮肾气丸补肾，有的用化痰的办法治肺，都没有什么效果，最后请来了当时的名医李士材，他分析这个患者的发热、咳喘，实际是因为肝气不舒引起的（这在中医里叫"肝木反侮肺金"，肝气不舒，很多时候还会引起肺经的问题）。那么李士材用逍遥散，然后加了点儿牡丹皮，患者服了两服药，咳喘马上就止住了。另外，逍遥丸这个药，大家不要把它当作保健品，从古到今，整个中医发展历史上，它都是作为一个方剂出现的，是作为一个治病的药出现的，有它明确的适应证——肝气不舒、脾虚、血虚。所以呢，我们不要自己主观地去判断，应该找附近的中医师进行分析，看您的身体是不是属于这种情况。如果是的话，在医生的指导下使用这个方子，会很快见效的。

另外，研究表明，对于乳腺增生这样的疾病，加味逍遥丸也有治疗和调理的作用，大家可以咨询一下医生后使用。而且一定要按照说明书中的注意事项来服用。

罗博士叮嘱

① 服药期间忌食寒凉、生冷食物。

② 孕妇服用时请向医师咨询。

③ 感冒时不宜服用本药。

④ 月经过多者不宜服用本药。

⑤ 平素月经正常，突然出现月经量少，或月经错后，或阴道不规则出血，应去医院就诊。

⑥ 按照用法用量服用。长期服用应向医师咨询。

⑦ 服药 2 周症状无改善，应去医院就诊。

⑧ 对本药过敏者禁用，过敏体质者慎用。

⑨ 药品性状发生改变时禁止服用。

⑩ 请将此药品放在儿童接触不到的地方。

⑪ 如正在使用其他药品，使用本品前请咨询医师。

现在，我们能用到逍遥丸或者加味逍遥丸的地方太多了，因为我们的情绪太容易受到影响了。但是，我们必须保持清醒的是，药物只能在我们身体无法渡过难关的时候拉我们一把，我们不能靠药物活着。真正想要健康，还是要靠我们自身的调节能力。

很多时候，我们心情困苦，是因为我们进入了一个自己设立的圈子里面，不会摆脱负面情绪，结果陷在里面，无力自拔，最终导致了身体受伤。

这个时候，我们自己要想明白，其实活在这个世界上，好事儿坏事儿都有，关键在于你怎么看待它。这世界上没有绝对公平的事儿，有很多时候，即使你做的是好事，全心为他人服务，还是会有人骂你。所以，我们遇事还是要看到光明的积极的一面，秉持"但行善事，莫问吉凶"这样的原则，相信心中的不快会消失很多。

我们看待这个世界的态度很关键，即使满天阳光白云，在悲观的人眼里可能也是毫无乐趣；如果用积极的眼光看待世界，可能即使阴天下雨，也会觉得格外有情调。

所谓"相由心生"，说的并不是人的长相是从心里生出来的，这个"相"，指的是我们眼前看到的世界，这句话的一层含义就是：你是什么样的心境，就看到什么样的世界。

所以，我虽然在这里讲的是一个叫"逍遥丸"的方剂，但实际上是希望大家拥有一种叫作"逍遥"的生活态度。有了这种态度，我们不用吃药就能保持心灵和身体的健康，生活得更加幸福安宁。

第 14 章

过敏性鼻炎太普遍，何方能绝根：桔梗元参汤、五味石膏汤

越来越多的人患上了鼻炎。如果小孩子有鼻炎，脑袋经常会昏沉沉的，学习上会受很大影响。而成人患上鼻炎，也非常尴尬，严重影响自己和他人的生活。

秋天来了，虽然还没有很冷，但是毕竟有点儿凉了，于是，很多人的老毛病开始犯了，比如说——鼻炎。

患上鼻炎是很讨厌的一件事。如果小孩子有鼻炎，脑袋经常会昏沉沉的，学习上会受很大影响。真不知道有多少孩子的成绩不好是因为鼻炎导致的。

而成人患上鼻炎，也非常尴尬，总是要擤鼻涕，而且声音巨大，有的人早晨起来，还打喷嚏……严重影响自己和别人的生活。对于鼻炎来说，目前医院治疗的方法都不是很多。那么，到底怎么做才能减轻鼻炎的危害呢？

在中医看来，鼻炎起初大部分都是由受寒引起的。受寒时间长了，就会入里化热。有的时候，寒邪在体内停留很久，也不化热。

出现这种情况，往往是因为人体正气不足，无力把寒排出体外，结果出现正邪在体内僵持不下的缘故。等到了秋天的时候，天气渐凉，坏了，本来正气和外邪还能平衡，但到了这个时候人体的正气弱了，抵御不了外寒，于是开始犯病，鼻涕横流，喷嚏不断。

前不久，有位老朋友来找我，说他每年秋天就开始犯鼻炎，鼻音很重，喷嚏、鼻涕不断，眼睛、鼻子过敏。去医院查了过敏原，胳膊上划得一条条的，查出了他对很多东西都过敏。

医生告诉他，你对什么过敏，就尽量远离它。对过敏这个问题，王琦教授曾经和一位美国教授开过这样一个玩笑，他说：有的女性对精子过敏，造成不孕，难道要把丈夫扔掉吗？

中医对过敏是这样看的：人可能会对很多东西过敏，但过敏的原因是你身体失调了；如果给你调整过来，你就不过敏了，就不用躲着这些过敏原了。

分析完毕，这位朋友就问我，该怎么调呢？

于是，我就把我写的书送了他一本，在写着黄元御（乾隆皇帝的御医）的桔梗元参汤那一节里夹了一张书签，告诉他，就是这个方子，回去买5服服下。

配方：桔梗9克、元参9克、杏仁9克、橘皮9克、法半夏9克、茯苓9克、甘草6克、生姜9克。

用法：煮水，大约5碗水煮剩2碗，然后早晚各服用1碗。

必须强调一下，这个方子，是专门治疗鼻炎中鼻涕清的。可以升降气机，祛除寒邪。但是如果鼻涕的颜色是黄色的，则不可服用。

如果鼻炎中鼻涕黄的，就用他另外一个方子——五味石膏汤。

配方：五味子3克、生石膏9克、杏仁9克、法半夏9克、元参9克、茯苓9克、桔梗9克、生姜9克。

用法：煮水，大约5碗水煮剩2碗，早晚各服用1碗。

很多读过我的书的人，照着这两个方子自己调理，多年治疗无效的鼻炎，慢慢就减轻大半，甚至痊愈。

这说明，古人经过很多临床总结，早就为我们积累了好多方法，现在我们的中医很少看古书了，所以反倒把很多我们擅长治疗的病，搞得治不好了。

那么，我的这个朋友服药后效果如何呢？

吃了4服药以后，朋友给我来电话说，喷嚏消失了，鼻涕不见了，过敏的情况没有了。问我接下来怎么办。

我说，再买几服，巩固一下。

在写这篇文章之前，我特意给他打了一个电话，问他服药以后的感觉（一共服用7服了），他说喷嚏、鼻涕都没有了，鼻子的声音都正常了，只是眼睛还有一点儿分泌物。我说这是肝经的问题，我再琢磨一下换个方子调调肝经吧。

我之所以敢把这个方子公布，是因为方子里面的药物，除了半夏，其他的都是食物，很安全，有鼻炎的朋友可以自己去尝试一下。

就在整理这个稿件的时候，我又收到一位新加坡朋友的微信，她把这个方子介绍给一位韩国女士，据说这位女士汉语七级，患有过敏性鼻炎，服用了这个方子之后，这位韩国女士用微信告诉我："半夏没有买到，没有放，但现在已经有效果，今天是服药的第三天，已经好多了。我一般对中药没啥反应，很神奇。其实没啥特别的材料，都是预防感冒的，为啥呢？很神奇啊，哈哈！"

罗博士叮嘱

① 孕妇忌服！

② 一般服用3服就该见效；如果没有任何效果，就不要服用了，那是没有对症。

③ 可以请附近的医生帮助判断，是否可以使用此方。

第15章

老人孩子有严重的咽喉肿痛，可用普济消毒饮

现在，雾霾越来越厉害，人们一患外感就容易上呼吸道感染，咽部肿痛（扁桃体所处的位置），甚至最终引起肺内感染，要引起大家的重视，特别是老人和小孩。李东垣的普济消毒饮治疗此症有特效。

现在我有个感觉，就是外感病越来越厉害了。以前患外感，吃一点儿药就可以起效，恢复得也快。但近几年，寻常的药吃下去已经没有力道了。

我猜测，这与环境变化有关。现在雾霾越来越重，这与古人所讲的"瘴气"类似，但却比"瘴气"要复杂。因为"瘴气"毕竟出自自然界，而现在的雾霾，很多是工厂排污排出的化工废气，以及汽车尾气，成分极其复杂，这就带给病邪更复杂的生存环境了。同时，抗生素的使用也越来越频繁。

现在我经常听患者自述："这次上呼吸道感染，滴头孢快半月了，一点儿效果都没有。"

我觉得抗生素的滥用，使得外邪也在进化，能活下来的，都是抗生素没有杀死的，结果它们繁殖开来，就有超级细菌了。

每到天气变化的时候，我们看医院里面，尤其是儿科医院，每天都是熙熙攘攘的。看来每次外感流行，规模都不小。

外感引起的上呼吸道感染，尤其是肺内感染，要引起重视。我曾遇到几位老人受此拖累，几乎到危及生命的地步。

怎么办呢？中医里面都有哪些好的方子可以用呢？对于上焦热毒壅结，尤其是咽部严重红肿，普通药物效果不佳的时候，可以用到古代成方普济消毒饮。

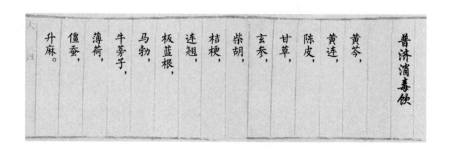

普济消毒饮

黄芩，黄连，陈皮，甘草，玄参，柴胡，桔梗，连翘，板蓝根，马勃，牛蒡子，薄荷，僵蚕，升麻。

对这个方子的作用，创立这个方子的金元四大家之一李东垣是这么解释的："黄芩、黄连味苦寒，泻心肺间热以为君；玄参苦寒，橘红苦辛，甘草甘寒，泻火补气以为臣；连翘、鼠粘子（就是牛蒡子）、薄荷苦辛平，板蓝根味苦寒，马勃、白僵蚕味苦平，散肿消毒定喘以为佐；升麻、柴胡苦平，行少阳、阳明二经之阳气不得伸；桔梗辛温为舟楫，不令下行，为载也。"

原方子里面，黄连用得比较重，这是为了破上焦热结，我们今天可以根据情况来调整比例。

配方：黄芩15克、黄连9克、陈皮6克、甘草6克、玄参9克、柴胡6克、桔梗6克、连翘15克、板蓝根9克、马勃6克、牛蒡子9克、薄荷6克、僵蚕9克、升麻2克。

用法：把药物先用冷水浸泡20分钟，然后熬开锅30分钟即可。分成3碗，早晨、中午、晚上各服用1碗。

此方古代是用来治疗大头瘟的，现在可以借鉴用来治疗恶寒发热、头面红肿灼痛、目不能开、咽喉不利、舌燥口渴、舌红苔白兼黄、脉浮数有力等各种上焦热毒壅结的症状。常用于治疗丹毒、腮腺炎、急性扁桃体炎、严重呼吸道感染、淋巴结炎伴淋巴管回流障碍等。

有段时间，我接连去了几个雾霾严重的城市，有一天突然感觉咽喉不适，因为当时要讲课，无暇顾及，也就没有吃药。结果第二天早晨起床，发现咽喉红肿严重，整个上焦极度不适，说话沙哑困难，已经到了无法发声的地步了。

当时感觉毒邪来势凶猛，咽喉的红肿也超出我的想象，可是，当天下午仍然有课要讲，怎么办？于是，赶紧到药店抓了普济消毒饮的药，熬好，喝了一次，仍难以说话，于是带剩下 1 大杯提前到课堂，不断地喝。2 小时后嗓音渐开，到了时间竟然可以正常讲课了。最惊喜的是，下课后发现咽喉红肿已基本消失。

这样的经历很痛苦，我不想再有第二次，但也让我深深领略到此方的力道。

我当时发了微博，说："感谢东垣先师立此良法！"

罗博士叮嘱

大家要记住，一定是在体内有热毒的时候，才可以用这个方子，因为这里面都是寒凉之药，阳虚的人慎用。而此方用过之后，热毒一旦解掉，就要换其他平和的方子了，不可长期使用。

按照我的经验，如果遇到患者高烧不退、咽喉红肿、上呼吸道感染严重、痰黄、舌红苔黄、脉搏跳动很快，而一般常规治疗手段都无效的时候，可以考虑李东垣的普济消毒饮。看到这里，有的朋友会开心了："我患了感冒，就立刻用这个方子，一定能快速解除病痛吧！"

这么想是不对的，此方只是治疗热毒壅结上焦。什么是热毒壅结上焦？严格地说，只是感冒的后果，是感冒引起了严重的感染的后果，或者说是感冒的一个阶段，就是严重热症的阶段。而这种热毒壅盛于上焦，也可以出现在感冒之外的外感传染病发病过程中，比如腮腺炎等。所以大家要了解，此方并非感冒的通用方。但是，如果有严重的感染，热毒壅盛的时候，可以考虑请医生具体诊治，根据情况加减此方。

我们通常说咽喉肿痛，其实"咽"与"喉"，两者不同。喉在下在前，是我们所讲的"喉结"位置。喉咙突然肿痛，严重的会有喉头水肿，导致窒息，甚至毙命。方子用我讲过的喉科大师耿鉴庭的丹栀射郁汤，一两剂即愈。而咽部，位置在上在后，如果有热结，多表现为扁桃体红肿，李东垣此方甚佳，也会一两剂显效。

随着环境的恶化，疾病也会变得越来越复杂，曾经用过的药物方剂，很可能效果会越来越不好，此时，发掘古人的药方，并及时学习，是一件迫在眉睫的事。

流感季节，看着医院里面每天数以万计的患者，看着医院门口被车堵得水泄不通的道路，我时常会想起，当年把李东垣的普济消毒饮药方刻在各个路口，四方百姓传抄的情景。

方子是可以改变的，但是李东垣的济世之心，却永远刻在了人们能望见的地方。

延伸阅读：名医李东垣的"仙方"——普济消毒饮

在中国历史上，有很多非常了不起的中医大师，他们的治病思路是值得我们学习的。

比如中医大师，金元四大家之一的李东垣，他的故事我曾经在央视的《百家讲坛》讲过。这李东垣家是当时的河北首富，可是母亲生病，百药无效，最后病故。他痛恨自己不懂医学，于是发奋学医，到易水拜师，最终学成，与师父共创易水学派。

李东垣出山的第一战，就是战瘟疫。

这次瘟疫，当时叫大头瘟。那一年气候异常，频发瘟疫，文献记载："泰和二年四月，民多疫疠，初觉憎寒体重，次传头面肿盛，目不能开，上喘，咽喉不利，舌干口燥，俗云大头天行。"这个"大头天行"，就是大头瘟，古代有时管传染性疾病叫"天行"。

这个大头瘟的主要症状是头面肿大，据说会头大如斗，脖子很粗。话说当时老百姓病得很重已经到了"亲戚不相访问"的地步，因为一旦感染上了，大多必死无疑。当地县令的儿子也患病了，然而医生们用药都无效，而且这孩子的病情逐渐加重。此时，有人提议让李东垣来试试。结果，李东垣给开了普济消毒饮——"遂处此方，服尽愈"。患者用了药，很快就好了。

后来有人把这个方子刻在路口，让四方百姓抄去，遇到瘟疫热毒，大家都可以用此方治疗。普济消毒饮遂被称为"仙方"。

第 **16** 章

老人咳喘、痰多，
用千古名方三子养亲汤

有的老人容易出现咳喘的情况，尤其是北方的老人，经常痰涎壅盛、阻塞呼吸、咳喘不断，非常痛苦。三子养亲汤可以治老人喘嗽之疾。

老人上了岁数，容易出现咳喘的情况，尤其是北方的老人。此时，老人会十分痛苦，经常是痰涎壅盛、阻塞呼吸、咳喘不断。这个时候，可以请医生开方，化痰平喘。在治疗的同时，也可以用这样的简易方，叫三子养亲汤。

方子里面，所谓的三子，是苏子、莱菔子、白芥子。

紫苏的种子，俗称苏子。

苏子对于肺气不能下降导致的痰涎壅盛有很好的效果。

而这个三子养亲汤，方子就是由苏子、白芥子、莱菔子三味药组成的。

配方：炒苏子6克、炒莱菔子6克、炒白芥子3克。

用法：熬水，3碗水熬成2小碗，早晚各服1小碗。

这个方子有什么作用呢？

（1）方中选用白芥子温肺利气，快膈消痰；紫苏子降气行痰，使气降而痰不逆；莱菔子消食导滞，使气行则痰行。"三子"均系行气消痰之品，根据"以消为补"的原则，合而为用，各逞其长，可使痰消气顺，喘嗽自平。

（2）本方用三种果实组方，以治老人喘嗽之疾，并寓"子以养亲"之意，原书云："三士人求治其亲，高年咳嗽，气逆痰痞，甚切。予不欲以病例，精思一汤，以为甘旨，名三子养亲汤，传梓四方。"这段文字的意思是：有三位读书人，来请我为他们的父母开方子。这些老人，都是年龄大了，咳嗽，气向上逆行，不能平复，痰很多，感觉堵塞。因为病情比较急，这些人都为他们的父母感到焦虑。我却不想把这种情况当作病来治疗，我觉得应该想一个比较平和的简易方，于是精心设计了这个三子养亲汤，用于奉养老人。这个方子，后来成了一个化痰平喘的经典方子，正如吴鹤皋云："奚痰之有飞霞子此方，为人事亲者设也。"（《医方考》），故以"三子养亲汤"为名。

（3）创立这个方子的韩飞霞是位高人，他是位道家人物，创立的这个方子是个千古名方。韩飞霞的父亲，是一位久经沙场的军事将领，但是因为他长期在外，年龄大了以后，身体难免出现问题。而韩飞霞则以医药侍奉老人，在他写的《韩氏医通》这本书里面，就有他为亲人而开方的案例，甚至有些病已经很重了，被他力挽狂澜拯救过来的病例。

在今天的社会，我们普通人的身体，除了阴虚、血虚、气虚等问题之外，往往还有一个问题，就是痰湿壅盛。这里我们所讲的痰，并不单单是咳嗽而出的痰，还有体内液体，逐渐凝结，无法流通而形成的黏稠状的物质，这在中医里面，也叫痰。这种痰，与我们今天所讲的营养过剩、血脂高、血液黏稠等，是有着密切关系的。

所以，今天那些经常食用肥甘厚味，身体肥胖，感觉痰多，血液黏稠，血脂数值紊乱的人，可以采用化痰的方子来调理。

此时，三子养亲汤就是一个很好的食疗方。

服用的方法，可以这样：炒苏子60克、炒莱菔子60克、炒白芥子 30 克，混合均匀，研成粉末，每次服用 3 克，每天 2 次，温水冲服。

另外，如果一个人痰湿过剩，会出现所谓的"痰核"，就是皮里膜外，形成大小不一的疙瘩。有的鸽子蛋大，有的黄豆大，按上去软软的，可以移动。有的人甚至会在皮肤里面出现很多，很多患者浑身都是。这种情况，中医认为是痰湿过盛引起的。所以，这类患者服用三子养亲汤，可以慢慢化去痰湿，痰核也会逐渐化去。在我所见过的此类医案中，三子养亲汤对绝大多数患者是有效的。如果能请附近的医生，根据患者的情况，再对症加上口服的汤药，则疗效会更好。

到日式料理店吃生鱼片的时候，我们会发现，正规的日式料理的厨师，在生鱼片下面，会放上紫苏叶；在旁边，会放上萝卜丝，然后，我们会蘸着芥末吃这个生鱼片。

这就是三子养亲汤的思路。这里面，就有紫苏叶、萝卜、芥末这三种食物。而三子养亲汤，这些菜园里面的食材，居然就可以调理身体，这也是大自然给我们的礼物。

第**17**章

吃对阿胶，
一生不贫血，发不白

很多人，特别是女性（经、带、胎、产，都会引起血虚），都有血虚的症状。在中医里面有很多方法调理血虚，其中一个方法就是服用阿胶。

1. 经、带、胎、产，都会引起女性血虚

对于女性来说，一生中引起血虚的机会特别多，经、带、胎、产，任何一个阶段都会引起血虚。我见过很多这样的妇女，生完孩子后，就开始变得血虚了。

曾经有一位妇女士因身体不好来找我咨询，我一看舌头，舌质淡白，我就问她："生孩子的时候，血液损失过多吧？"她吃惊地说："是啊，当时大出血，从那之后身体就垮了。"

还有一次，我去一个药房，店里的女店长认出了我，说："罗博士，您帮我看看身体情况呗？"我一看她的舌头，告诉她："您血虚啊。"她说是啊，西医检查她贫血，她就是生孩子以后变成这样的。

这样的例子非常多。那么，该如何调理呢？

在中医里面有很多方法调理血虚，其中一个方法就是服用阿胶。

2. 阿胶要这样吃才能事半功倍

阿胶服用的方法有很多，而我这里介绍一种单独的服用方法。

曾经，在中央电视台的《中华医药》栏目中，介绍了一位老奶奶，她九十来岁了，居然满头黑发，让所有的人都惊奇不已，很多媒体都去报道。那么她有什么养发秘方呢？

原来，她就是吃阿胶。原因是她在中年的时候，生了孩子，然后身体垮了，非常怕冷，在夏天都要穿很多衣服。最后一个老中医

告诉她一个服用阿胶的方法，她就开始一直服用，坚持了 53 年。不但身体好了，到 90 岁头发还全部都是黑的，真让人惊奇。

这，就是阿胶神奇的功效，因为中医认为"发为血之余"。血足了，头发才会好。

那么，这位老奶奶到底是怎么服用阿胶的呢？

配方：阿胶

用法：

1.先买1盒阿胶，打开，里面有很多块，然后把阿胶放在大瓷碗里（这个瓷碗越大越好，要能够装下1瓶黄酒）。

2.然后用1瓶黄酒，注意，不能用料酒（料酒里面有花椒、大料等），倒入放有阿胶的大瓷碗中，泡24小时，再看阿胶，虽然没有化开，但是有些软了。

3.再把盛有阿胶和黄酒的大碗，放入锅内，小火蒸3个小时。此时，阿胶开始化开了，稍微搅拌，再蒸1个小时左右，再打开锅，可以看到碗中气泡翻滚，此时阿胶已经全部化开。

4.把碗取出来，放冷，阿胶就会变成膏状。

5.用保鲜膜覆盖，放入冰箱，很快阿胶会变成皮冻状。

服用的时候，舀出 1 调羹，放入碗里面，用开水冲，阿胶在 30 秒内会全部化开。每日服用 2 次，每次 1 调羹。

3.什么人不能吃阿胶，什么时候不能吃阿胶

（1）如果单独服用阿胶，会有滞腻的弊端。加入黄酒炮制之后，

黄酒的流通之性会解决这个问题（黄酒在加热后，酒性基本消失，但是通络之性还在），这就是中医的妙处。这样服用阿胶，绝对不会出问题。

（2）有湿气的人要慎用这个方子！这种人舌苔厚腻，不能滋补，否则会滞腻不清。如果要使用阿胶补血，就需要先祛除湿气，也就是说，必须是医生分析有血虚的症状，才可使用。

（3）孕妇不要用，必须有医生指导才可以。

（4）月经期间最好不用，因为阿胶有止血的作用。

延伸阅读一：怕冷的人，有可能阳虚，但同时也有血虚

血虚的人，一个症状就是怕冷。很多女性说，我怎么这么怕冷呢？为什么总比别人多穿很多衣服呢？我一看她之前调理的方子，是温阳的，这就错了，因为虽然阳虚也怕冷，但这是血虚，血液不足就不能温养四肢，导致怕冷。

看血虚之人的舌头就会发现舌质淡白，这是血液不足，不能濡养舌体的表现。对于怕冷的人来说，虽然有可能阳虚，但同时也血虚，所以调理时单单用温阳的方法是没有效果的，还要注重养血。

延伸阅读二：阿胶，中国最古老的药物之一

在中医最早的药物专著《神农本草经》里记载："阿胶主心腹，内崩，劳极，洒洒如疟状，腰腹痛，四肢酸疼，女子下血安胎，久服轻身益气。"阿胶入肺、肝、肾经。具有滋阴补血安胎的

作用。可以治疗血虚，虚劳咳嗽，吐血、衄血、便血，妇女月经不调，崩中，胎漏。

最早的阿胶并非像现在这样是用驴皮熬的。当时什么皮都用来熬阿胶，什么牛皮猪皮的都用，连皮带皮靴都可以熬。后来牛皮的分出去了，变成了黄明胶，人们逐渐发现阿胶还是用驴皮最好。后来，发现是山东东阿那里的最好，于是就这样固定了下来。

为什么说山东东阿产的阿胶是最好的呢？因为东阿阿胶的整个制作过程是很讲究的。根据古代各种文献记载，山东东阿这儿的驴是吃狮耳山上的上百种草药，喝狼溪河的水长大的。当地流传着一首这样的民谣："小黑驴儿，白肚皮儿，粉鼻子粉眼小黑蹄儿。琉璃井旁走三遭，黄家坊里去打滚。冬至宰杀取其皮，熬胶得用东阿水。"

东阿阿胶效用最好，不仅是因为那里的驴皮比别处好，东阿阿胶的整个制作过程也是非常讲究的。就如上面那首民谣所唱的那样，连杀驴的时间都要选择固定的日期"冬至"。为什么要在冬至这一天杀驴呢？一方面是因为驴在这时候长得大；另一方面是因为冬天在中医的阴阳五行里对应的是肾，而阿胶是有补肾的功能的。同时，因为阿胶是用来滋阴血的，而中医认为，在冬至这天，是一年里面阴气最重的时候，此时驴皮的药性也最好。

总之说法很多，这也是山东东阿的阿胶文化之一。

第 18 章

瘀血导致的痛经，
要靠山楂红糖膏来治

很多女性遭受痛经的困扰，轻则影响生活、工作，重则危害身体。如果痛经确定为瘀血导致的话，可以试试用山楂来调理，它具有活血化瘀的作用，对调理妇科疾病很有帮助。

山楂具有活血化瘀的作用，对调理妇科疾病很有帮助。

比如，山楂对治疗因瘀血导致的痛经有很好的疗效。

症状：行经第1～2天或经前1～2天发生小腹疼痛，待经血排出流畅时，疼痛逐渐减轻或消失，且经血颜色暗，伴有血块。

配方：完整带核鲜山楂200克、红糖3调羹。

用法：山楂洗净，加入适量水，文火熬煮至山楂烂熟，加入红糖，搅拌均匀即可。经前3～5天开始服用，每日早晚各食1调羹山楂泥，可以用开水冲饮，直至经后3天停止服用。

这种方法是从名医张锡纯那里借鉴来的，张锡纯认为山楂"善入血分，为化瘀血之要药。能除痃癖癥瘕，女子月闭，产后瘀血作疼"。

张锡纯当年是用山楂来治疗女子闭经的。他说："女子至期月信不来，用山楂两许（约50克）煎汤，冲化红蔗糖七八钱，服之即通，此方屡试屡效。若月信数月不通者，多服几次亦通下。"

当然，张锡纯所讲的月经不来，其主要还是瘀血导致的，因为山楂有化瘀的作用，所以会有效果。

延伸阅读一：山楂实在是一种药食同源的好东西

记得很多年前，每到初冬的时候，母亲都会让老家农村的亲戚带来很多山楂，这些山楂可以吃上一个冬天。母亲会把山楂熬水，熬得烂烂的，然后过滤去渣滓，剩下的就是红红的果汁了。

然后母亲会放入一点儿冰糖，此时，就成了很美味的饮料。那个时候，市场上还没有什么饮料，每次父亲大学里的同事来串门的时候，母亲就会让他们尝尝我们家特制的山楂汁，喝过的人，无不交口称赞。

这也成了我对那个年代的特殊记忆。直到现在，我每次喝到山楂汁的时候，都会想起家里那浓浓的亲情。

有一天，路过街边土特产小店，发现有很多店在卖山楂，突然想起，这是好东西，需要给朋友们介绍一下，让大家可以在应季的时候买一点儿。一方面它很好吃；另一方面，如果应用得当，它还可以帮助我们保持健康呢。

山楂的应用早在《尔雅》中就有记载了。在陶弘景写的《本草经集注》中，就收录了山楂。历朝历代，山楂曾经有过很多个名字，什么"赤瓜""棠梂子"等。直到明代李时珍，才把它们统一起来。李时珍说："赤瓜、棠梂、山楂，一物也。"山楂真正作为中药使用，是从"金元四大家"之一朱丹溪开始的。朱丹溪大力提倡山楂的药用价值，从那时开始，山楂开始被广泛应用。在朱丹溪所创立的名方保和丸里面，君药就是山楂。

山楂具有活血化瘀的功效，因此也常用于防治心脑血管疾病。现代药理研究表明，山楂具有扩张血管、强心、增加冠脉血流量、改善心脏活力、兴奋中枢神经系统、降低血压和胆固醇、软化血管、利尿、镇静的作用，还能防治动脉硬化。山楂酸还有强心作用，对老年性心脏病也很有益处。

另外，山楂中含有的牡荆素等化合物具有抗癌作用。

可见，山楂实在是一种药食同源的好东西，恰当运用，益于健康。

但是，服用山楂也有一定的禁忌。中医认为山楂只消不补，脾胃虚弱的人不宜多食。

延伸阅读二：如何在药店里面买山楂

在药店里，山楂有几种制品，它们的功效各有异同。

（1）山楂（分为带核、去核两种）

这个就是山楂的果实，摘下来，除去杂质、果核和果柄。一般在药店里面是切片烘干了。如果医生写"山楂"，则药店给的是整个山楂。如果医生写的是"山楂肉"，那么药店给的是去了果核的山楂肉。

从宋代的时候开始，人们炮制山楂是去掉果核的。但是明代很多医家提出，果核的药效也比较大，"核有功力不可去"，所以就有了两种制品。我们现在多用带果核的。

这种山楂，除了消食导滞，还有一个重要的作用，就是可以活血化瘀。

（2）炒山楂（消食）

就是取干净的山楂，置炒制容器内，用中火加热，炒至颜色加深，取出放凉。这种炒山楂，活血化瘀的作用就下降了，此时，它的主要作用是消食导滞。体现在容易化肉食上。比如，如果有不容易炖烂的鸡肉牛肉，放入几颗山楂，就很容易炖烂了。其实这恰好说明了山楂消肉食的作用。

（3）焦山楂（治疗伴有积食的泻痢）

取净山楂，置炒制容器内，用中火加热，炒至外表焦褐色，内部焦黄色，取出放凉。这种焦山楂除了有消食导滞的作用，还利于治疗伴有积食的泻痢。

这也就是很多儿科专家，在治疗孩子的泻痢的时候，如果发现孩子同时可能有积食，就会使用焦山楂的缘故。

（4）山楂炭（治疗血积）

取净山楂，置炒制容器内，用武火加热，炒至表面焦黑色，内部焦褐色，取出放凉。这种山楂炭具有治疗血积的作用。有文献记载，如果遇到妇女产后瘀血积滞，会用到山楂炭，用童便煎服，可以治疗"恶血上冲气壅"。

（5）蜜制山楂（适用于脾虚食滞的患者）

现代社会，饭局多了，如果朋友们吃肉吃多了，觉得腹胀难受，我都会让他们去药店买两丸大山楂丸吃。这个药丸是中成药里面最好吃的了。

如果是因为肺气、胃气不下降导致身体的右半部分出现问题的（因为肺胃之气从右而降），我也会让他们服用大山楂丸，以降肺胃之气。还有一次，一位朋友右耳耳鸣，百治无效。在她服用大山楂丸后，很快耳鸣就消失了。这种情况下的患者多是舌苔厚腻，口中容易有口气，胃脘胀满。

（6）红糖制山楂（和血散瘀）

适用于产后血虚瘀血、恶露不尽等情况。

罗博士叮嘱

很多孕妇会有饮食偏好，有人喜欢味道酸的水果，但千万不要选择山楂，因为山楂有破血化瘀的作用，能刺激子宫收缩，可能诱发流产，这是必须要引起注意的。千万不要因为贪食而出现问题。

第 **19** 章

血虚、血瘀的女性
要经常用桃红四物汤泡脚

很多女性朋友在生完孩子之后，会经常出现体内有瘀血的情况。这时看看她们的舌象，如果上面有瘀斑或者瘀点，或者她的嘴唇青紫，手指甲呈青紫色，有黑眼圈，皮肤干燥。有这些症状的人，往往就是有瘀血，可以用桃红四物汤来活血化瘀。

在中医里，用到当归的一个主要方子是四物汤，这是治疗血证的一个祖方。后世很多的方子都是从此方演化而来的。

四物汤一共就四味药：熟地、当归、川芎和白芍。其主要功效是养血。熟地，滋补肾经，有固本的作用；当归，养血活血；川芎，亦可活血，它进入血中能行气；白芍，可以养血，起收敛的作用。这四味药配合在一起，有补有通，治疗妇科的血证以及治疗普通人血亏的病症效果很好。

在这个四物汤的基础上，如果再加上桃仁、红花，则叫"桃红四物汤"，可以增强活血通络的作用，非常适用于血虚、血瘀的女性。

下面，我给大家介绍一下桃红四物汤泡脚方。

适应证：

1.对于月经量少、月经色黑的女性有不错的效果。

2.对血虚、血瘀的女性特别好。

配方： 熟地6克、当归6克、川芎6克、白芍6克、桃仁6克、红花6克。

用法： 熬水后，泡脚，水温不宜过热。

很多女性朋友在生完孩子之后，会经常出现体内有瘀血的情况。比如有的人不断地出汗，这就是瘀血导致的。如果开补药，那么不断出汗的症状会越来越严重，越补汗越多。这时我们需要看看她们的舌象，如果上面有瘀斑或者瘀点，瘀斑是一块一块的黑斑，瘀点是一个一个的黑点，还有的人嘴唇青紫，手指甲也青紫，眼睛周围有黑眼圈，皮肤干燥。有以上这些症状的人，往往就是有瘀血，可以用桃红四物汤来活血化瘀。

瘀血，是指我们体内的血液不能正常运行，在脏腑不正常地停留，或者去往经脉外边等情况。现在很多的心脑血管疾病与中医讲的瘀血有紧密的关系。

桃仁、红花都是活血化瘀的药物。桃仁就是桃子的仁，善于化解有形的瘀血；红花善于化解细微的瘀血，也就是肉眼看不到的络脉中的瘀血。

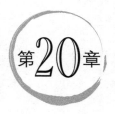

第20章

手脚冰凉，
离不开当归熟地羊肉汤

为什么天一冷，手脚会冰凉呢？阳气不足是一个
方面，更主要的原因是血虚。如果你平常手脚冰凉，
感觉到自己阳气不足、血液不足的话，就可以喝当归
熟地羊肉汤来调养。

为什么天一冷手脚会冰凉呢？阳气不足是一个方面，更主要的原因是血虚，血液输送不到四肢末端，手脚就会发凉。

如果你平常手脚冰凉，感觉到自己阳气不足、血液不足的话，就可以喝当归熟地羊肉汤来调养。

配方：当归10克，熟地10克，羊肉250克，生姜6~7片。

用法：用当归配上250克羊肉，再放熟地，然后切生姜片，加水熬成汤。

罗博士叮嘱

以前熬当归生姜羊肉汤的时候，人们往往不加熟地，这是张仲景的方子。但是我觉得，当归的药性燥，需要用熟地来平衡这个燥性。因此，平时养生的话，一定要加入10克熟地。不加熟地的当归生姜羊肉汤是用来治病的。大家一定要加以区分。

1. 为什么要"当归"

有人认为当归"因能调气养血，使气血各有所归，故名当归"。意思是人的血液正常是在我们的经脉里运行的，如果运行不畅，或者其他原因出现了瘀血，那么这个时候就要用当归来活血，使血液回到它应当回到的地方，所以叫当归。

李时珍在《本草纲目》中说："古人娶妻要嗣续也（古人娶妻为

生儿育女），当归调血为女人要药，有思夫之意，故有当归之名。"
意思是妇女想念丈夫之意，因此有当归之名。这层意思在唐诗"胡
麻好种无人种，正是归时又不归"也有所体现。

当归自古被称为"女科之圣药"。但不只局限于妇科，如果有血
虚指证的人以及需要活血的人都可以用它来调养。

中医认为，当归具有补血和血、调经止痛、润燥滑肠的作用。
可以用来调理妇女月经不调，经闭腹痛，症瘕结聚，崩漏；同时治
疗血虚头痛，眩晕，痿痹；肠燥便难，赤痢后重；痈疽疮疡，跌扑
损伤，等等因为血虚血滞而引起的病症。

过去中医用当归，是分成当归头、当归身、当归尾三种药材来
使用的。

"金元四大家"之一的李东垣认为它们的药效各不相同："当归
头止血而上行，身养血而中守，梢破血而下流，全活血而不走。"如
今，我们基本用的都是全当归了。

2. 当归润肠通便，
治产妇、老人的大便干燥症

据文献记载，有一女子，生完小孩以后开始头疼，伴随大便燥
结。很多医生认为她是受了寒湿引起的头疼，就开了祛寒湿的五积
散，但没有效果。后来，著名医家缪希雍在五积散的基础上加了一
两（50克）当归，产妇的病症就慢慢消失了。

产妇为什么会出现便秘呢？这是因为生孩子的时候血液流失比较多，血亏了就容易便秘，而当归有养血的作用，所以在原有方子的基础上加当归就能补血和血，润肠通便。

如果能判断确实是因血虚引起的便秘，那么老人的大便干燥，也可以用当归来调理。

关于便秘，中医有个形象的比喻：大肠好比是一段河道，大肠里的津液好比是水，粪便就好比是行在河里的船；如果津液气血不足，那么粪便自然就不能顺利从肠道排出体外。此比喻甚是贴切啊！

在这个理论的基础上，中医里有个治疗便秘的方法叫"增液行舟"。粪便为什么不能顺利排出呢？是因为没有充足的血液濡养它。那么我们就养血，把"河道"的水供足了，"船"自然而然就能走了。所以当归有润肠通便的作用就体现在此。

罗博士叮嘱

阴虚就是身体有内热，其症状为：口干、舌燥、眼睛干、五心烦热、腰膝酸软等。

因为当归的药性燥烈，体内阴虚有热的人要使用当归的话，一定要加上其他的药来管住当归燥烈的药性，不然服用者压不住燥烈，体内会有上火的感觉。

第 21 章

调治胃溃疡的首选：
黄芪建中汤

　　现代人脾胃虚弱，尤其是精神压力大，加上饮食不节，很容易引起胃溃疡。对于这种情况，应该疏肝、温胃，可以服用中医的经典方子——黄芪建中汤，两者兼顾。

　　有一次，我在上海某大学讲课，有所大学办公室的老师向我求助，说她母亲已经胃痛2个月了，胃部阵阵作痛，不论时间。去医院治疗没有明显的效果，用的中成药也没有效果。正好我在，于是就见面帮助她分析了一下。

　　当时正好是冬天，老人整个人看上去精神萎靡不振。我诊脉，脉弦，这在中医里叫"肝木横逆克脾土"；又正逢天冷，北方人到南方受不了没有暖气的阴冷，所以胃会出现虚寒之证。

　　当时我犹豫了一下到底是先给她疏肝，还是温胃，因为这里面有个轻重缓急的问题，多少比例要拿捏。最后，我建议她服用中医的经典方子黄芪建中汤，两者兼顾。结果几天后她母亲胃部就不痛了，反馈效果不错。

　　在我遇到虚寒性胃病的患者时，黄芪建中汤是我的首选，这是我当年在东北向老中医学习抄方的时候，攒下的经验，尤其对胃溃疡，效果非常好。

　　我们的医圣张仲景，在《伤寒论》里面，开首第一个方子，就是桂枝汤。这个方子非常简单，是桂枝、芍药、炙甘草、生姜、大枣。

　　张仲景用桂枝汤，调理表虚寒证，也就是当患者正气不足，外寒来侵袭，桂枝汤具有辛温解表，解肌发表，调和营卫之功效。此时患者的症状是头痛发热，汗出恶风，鼻鸣干呕，苔白不渴，脉浮缓或浮弱。

　　我们一直把桂枝汤当作是辛温解表、调和营卫的方剂，其实，我认为它是补脾胃、疏通营卫之气的通道。《黄帝内经》认为："营出中焦，卫出下焦。"这指的是营卫之气的来源和出行口径。当患者脾胃之气不足的时候，营卫之气就会出问题，所以用桂枝汤启动脾胃功能，使得营卫之气的通道畅通，可以抵御外邪。

桂枝汤是补脾胃、疏通营卫之气运行通道的。张仲景把这个方子放在《伤寒论》第一个方子的位置，我想他是有这样的想法：正气是关键，有了正气，才能祛除邪气。

我在实践中，只要见到感冒的人，如果一动就出虚汗，而且怕风怕冷，手脚发凉，就要考虑用桂枝汤了，效果非常好。

我曾经讲过，中医会在一个基础方之上"盖楼"，我们来看看在桂枝汤上如何"盖楼"。

张仲景把桂枝汤的芍药量翻倍，加上饴糖，则变成了一个彻底的补脾胃方子，叫"小建中汤"。

对于小建中汤，我们现在的用量一般是：桂枝 9 克、白芍 18 克、炙甘草 6 克、生姜 9 克、大枣 12 个（掰开）、饴糖 30 克。

小建中汤具有温中补虚，和里缓急的作用。治疗虚劳里急，腹中时痛，喜得温按，按之则痛减，舌淡苔白，或心中悸动，虚烦不宁，面色无华的症状。

尤其值得重视的是，小建中汤在补脾的同时，还能平肝胆之气。因为桂枝可以疏肝之郁，白芍可以柔肝，这就等于安抚了肝胆之气，使得脾胃不受肝胆横逆之气的烦扰，所以起名叫"建中"。

我认为，这个小建中汤的起源应该是很早的。在《辅行诀》一书里面，有大建中补脾汤，就是小建中汤加上牛肉。《黄帝内经》里面曾说："毒药攻邪，五谷为养，五果为助，五畜为益，五菜为充，气味合而服之，以补精益气。"我们一直以为是泛指，其实，这是指导组方用药的法则，比如这个补脾汤，桂枝、白芍、炙甘草是药，其余的，饴糖为谷，大枣为果，牛肉为畜，生姜为菜。这是中医方剂最早的时候的某种规范，是药食同源的一种应用。

而在小建中汤的基础上，再加上黄芪，则变成了我们讲的黄芪建中汤。

配方：黄芪6克、饴糖30克、桂枝9克、白芍18克、炙甘草6克、生姜9克、大枣12个（掰开）。

用法：把这六味药，以水5杯，煮剩2杯，去药渣，加入饴糖，更上微火消解。早晚各服用1杯。

叮嘱：方子里面的黄芪，一般用炙黄芪，但是我习惯用生黄芪，不会上火。

此方治疗中焦虚寒及虚劳里急症。症见腹中时时拘急疼痛，喜温喜按，少气懒言；或心中悸动，虚烦不宁，劳则愈甚，面色无华；或伴神疲乏力，肢体酸软，手足烦热，咽干口燥，舌淡苔白，脉细弦。

黄芪建中汤立方的宗旨，就是"急者缓之必以甘，不足者补之必以温"。清代名医尤在泾在《金匮要略心典》中说："里急者，里虚脉急，腹中当引痛也。诸不足者，阴阳诸脉并俱不足，而眩、悸、喘、渴、失精、亡血等症相因而至也。急者缓之必以甘，不足者补之必以温。充虚塞空，则黄耆尤有专长也。"而《金匮要略方义》中说："此方乃小建中汤加黄耆而成。黄耆为补气扶弱之品，得饴糖则甘温以益气，得桂枝则温阳以化气，得白芍又有益气和营之效。综合全方，其补虚益气之功优于小建中汤。"

这个方子，对男子虚损、阳气不足、脾胃虚弱，效果甚佳。我曾经见过老中医用来调理男子正气不足、动辄自汗者，服用了很长时间，结果体质彻底改善。这是我在刚刚学中医的时候所见的一个病例，所以对建中汤类方，我一直留意于心。

后来，我的心得是，此方对于脾胃虚寒之证，效果很好，尤其是西医诊断的胃溃疡，效果甚佳。按说胃溃疡的原因很多，甚至服用一些西药也会引起此症，而我们所见的胃溃疡，多是精神压力大，加上饮食不节引起的。现代人工作压力特别大，吃饭又不规律，饥一顿饱一顿的，特别是白领会出现此类问题。其特点是上腹部疼痛，且以饭后疼痛为主，经检查会发现有胃溃疡。此时如果出现虚寒之证，舌质淡白、身体怕凉，则可以考虑使用此方，因为这个方子有柔肝、缓肝的作用；对于肝气不舒导致的横逆克脾有阻止作用，同时建中补脾。将脾胃强壮以后，也会免受肝木之克。

如果肝气不舒过于严重，当然还要先服用一些疏肝理气之药，但是对于脾胃虚弱严重，再加上肝木来克的，适合此方。立意是强壮本身，则可抗外敌。这种情况一般三五服药就可以见到明显的效果。

各位如果有此类问题，可以请教附近医生，帮助大家判断。我相信，很多人会因此方而摆脱此病的折磨的。

第**22**章

刚受寒感冒，
服"天然感冒药"——紫苏叶

我们每天都会接触到大量的感冒病毒。如果正赶上身体状况差，且气温变化大，身体的防御系统就会紊乱，导致"受寒"，感到身上发冷，流清鼻涕，打喷嚏。这时候紫苏叶就能帮您抵御邪气。

在我上中学的时候，有一次随家人到一家朝鲜族的餐馆吃饭。席间，上来了烤牛肉，然后还在旁边放着一个小草筐，里面是摆放得整整齐齐的植物的叶子。服务员告诉我们，烤好的牛肉，蘸上作料，然后用这个叶子包着吃。我只吃了一口，就美晕了，直到今天为止我还是认为，这是我吃过的最好吃的东西！那种感觉一直留在我的心里，那种植物的清香无可比拟。这个叶子是什么呢？原来，它就是紫苏叶，又叫苏叶。其实就是食物，是朝鲜族人日常食用的一种蔬菜，他们用它来制作咸菜，或者生吃。我当时没有想到，在很多年以后，我会学习中医，然后会使用这个紫苏叶给大家调理身体。

紫苏叶具体能帮到我们什么呢？

我们在生活中，其实每天都会接触到大量的感冒病毒。如果正赶上自己身体状况差，且气温变化大的时候，身体的防御系统就会紊乱。

表现的症状就是"受寒"了。会感到身上发冷，流清鼻涕，打喷嚏。这都是身体要防御，但是力不从心的表现。这个时候怎么办呢？应该立刻要动员我们的身体防御体系，振奋体表的机能才能抵御邪气。

可以用以下的方法试一试。

喝完苏叶水之后没多久，您就会感觉自己的身上热了，开始微微出汗，感冒的症状就开始消失。因为紫苏叶刺激了我们的气血，

配方：紫苏叶3～5克（每次）。

用法：把紫苏叶用开水泡几分钟，再直接喝下去即可。

使得它们运行正常，产生了足够的抵抗力，控制了外邪。

罗博士叮嘱

1. 紫苏叶不能长时间地熬，它的挥发物质起着关键作用，用开水泡就可以，或者是熬开锅后再煮两三分钟就可以了。

2. 不能空腹服用苏叶水。元气不足，无法发出汗，大家一定要记住，只有在肚子里面有食物的时候，才能采用发汗的方法来调理身体。

用紫苏叶驱寒还有一个方法，就是在喝苏叶水的同时，把剩下的苏叶水再添一些热水，泡脚，这样身体会更快暖和起来。

这个方法，生活中常常能用到。比如下大雨了，在风雨中回家，裤子湿了，鞋也浸水了，那么用苏叶水来泡脚，很快就暖和了，这是保养自己的一种方法。

有的人感冒加重了会变成热证，这说明体内局部的抵抗增加了。这个时候，除了使用连翘、蒲公英等解毒清热的药物来控制里热之外，一般还同时配合一点儿紫苏叶，来清除外寒，在保证气血运行的状态下，很快就能痊愈。

我在治疗感冒的过程中，紫苏叶几乎是每次必用，我自己对它的评价是："效如桴鼓"——疗效像用鼓槌敲鼓一样，一敲就响，立竿见影，几乎没有失手的时候。

延伸阅读一：紫苏叶，"放邪气出路之要药也"

....

紫苏叶的具体作用是：发表，散寒，理气，和营。它性味辛温，是属"阳"的药物。

紫苏叶的味道非常特别，它里面含有一些易挥发物质，比如紫苏醛等。我们现在也无法搞清楚它的味道是如何产生的，但是这并不妨碍我们品尝它，并用它来调理身体。

《本草化义》中说："紫苏叶，为生发之物，辛温能散，气薄能通，味薄发泄，专解肌发表，疗伤风伤寒……凡属表症，放邪气出路之要药也。"

这段话说出了紫苏叶的一个重要用途："放邪气出路"。

延伸阅读二：生吃紫苏叶，可以解鱼虾之毒

有的时候，鱼、虾、螃蟹等生鲜因为存放等原因，会导致食用的人中毒。这个时候，喝一些苏叶水，就可以把这些毒给解掉。我估计朝鲜族料理中总是用紫苏叶来配合肉类食用，可能也是有这样的想法的。

据说当年中南海的厨师在给毛主席做鱼虾等菜时，也习惯在菜里面放入一点儿紫苏叶，这个考虑应该说是很周全的。

延伸阅读三：气不顺，睡不好，用紫苏叶泡水喝

紫苏叶的另外一个用处是理气和中。有时候我们身体会因为气机不畅而感到胸膈不利，那么紫苏叶就可以行气和中。稍微泡一点儿苏叶水喝，喝完通常会打几个嗝，就会感觉舒畅许多了。

日本人就有喝苏叶茶的习惯，据日本人说，这个茶还有治疗失眠的作用。我仔细想，这也有道理，人体的气机宣畅了，那么就很容易入睡了，不至于烦闷不堪，当然也就不会失眠了。但是，这个方法可能服用一两次不会见效，要坚持几天。

第 23 章

暑湿感冒引起高烧，
会用到的药物：藿香、佩兰

湿气重了，会导致人生病，比如暑湿感冒，引起高烧。此时，单单用清凉之药是不起作用的。最好用含有藿香、佩兰等中药的方剂，祛湿气。

　　湿气重了，会导致人生病，比如暑湿感冒——是湿与热两种邪气，侵袭我们的身体，导致我们生病，如果发病为外感，则会发高烧。此时，单单用清凉之药是不起作用的。已故的北京中医药大学温病学家赵绍琴教授就特别擅长治疗这种病。赵教授在世的时候，给人会诊，都是用抗生素无效的高烧。赵教授一看舌苔厚腻，湿气重，会特别注意湿气到底在上焦、中焦还是下焦。如果主要在中焦，就用藿香、佩兰，且分量都很小。往往是投药立效，很快烧退人安。

　　那么，为什么会这样呢？

　　下面聊聊这个外邪。很多人说中医理论比较玄妙，虚无缥缈的，有过一位从美国来的朋友问我："你们中医说的这个寒邪、风邪、湿邪，都是什么东西啊？能检测出来吗？风在体内哪儿啊？"

　　这需要给大家解释一下中医是怎么认识外界的邪气的。

　　一般西医考虑人体是怎么患病的，会觉得有两个因素比较重要，就是"因"和"果"。他们通常认为，有这个"因"，一定会导致这个"果"。这是西医的思路。比如这个外界的致病因素，古人知道有种外界的邪气，古人对此称呼很多，比如"戾气"等。现在我们拿感冒举例子，这个"邪气"，就是现代医学说的感冒病毒，我们可以当作是"因"。西医认为有这个"因"就一定会有那个"果"，所以他会觉得杀灭了感冒病毒人就不感冒了。但是现实情况是，感冒病毒根本就无法杀掉。因为那些著名的大制药公司知道，花上亿美元，几年的时间研究出来控制感冒病毒的药，刚刚生产出来，如果感冒病毒在一夜之间就变异了，这个药就失效了，所以没有制药公司干这样的傻事儿。

况且，更重要的是：我们发现，这个"因"，未必就导致这个"果"。好比说，您家里有人感冒了，发高烧，可是您会发现，家里的其他人可能一点事儿都没有，没有感冒。这就说明，有"因"未必导致"果"。那么，这是为什么呢？

在中医里面，我们讲究的是，"因"之后，还有一个"缘"。这个"缘"是什么呢？就是致病的条件，有外部条件，有体内的内部条件。只有"缘"这个条件具备了，"因"才能导致"果"。

古代的时候，这个"缘"字的本义是衣服的边，后来指的是事情发生所需要凭借的条件。我们通常所说的"缘何而起"，就是凭借什么而发生的意思。我们可以说"缘门而入"，意思是顺着门这条渠道进入；但是我们不能说"因门而入"。我们可以说"缘木求鱼"，意思是顺着树木往上爬去找鱼；但是我们不能说"因木求鱼"。所以这个"因"和"缘"是两回事儿。

在中医里面，外界的"邪气"（也就是西医所讲的细菌、病毒等致病微生物）是"因"，民国时候的火神派名医祝味菊认为，外邪，也就是这个"因"，其实只分"有机之邪"和"无机之邪"两种。有机之邪是指微生物，可以繁殖的；无机之邪指的是如砒霜等无法繁殖的毒物。

除了"因"之外，这个"缘"是造成"邪气"入侵的条件，它可能是患者自己的正气不足，也可能是外界气候的变化。比如，天气突然变寒冷了，导致了我们的经络运行不畅，防御部队无法运送到前线；外界湿气突然重了，也导致了我们经络的运行不畅。再比如天气过热，会蒸发津液，导致经络运行不畅。这都是"缘"。有了这个"缘"，"邪气"才能侵袭到我们的身体。

所以中医对身体致病的过程分析得很透彻，我们知道如果去对付这个"因"并不是一件简单的事儿，因为这个"因"（比如说病毒）会有千奇百怪的变化。比如说根据文献记载，古代每次瘟疫病情表现得都不相同，所以我们中医虽然也讲究清除这个"因"，但是更加重视清除这个"缘"。尽管你有千奇百怪的变化，但是我们不管，我们只是清除它进入人体所需要凭借的条件，也就是清除这个"缘"，这样它就无法凭借，无法进入了。

所以，我们古人会更加重视这个"缘"。重视到什么程度呢？他们干脆把"缘"作为主要去除对象，就把"缘"当作邪气来称呼了。或者说：我们把"因""缘"放在一起称为"外邪"了，这样更直接，更清晰。

这样大家就明白了，我们古代所说的外感六淫：风、寒、暑、湿、燥、火，其实都是"缘"，是致病的条件。本来它们都是自然界气候正常的变化，但是如果反常了，就会过分，古人认为它们是致病的关键，所以直接把它们标示为邪气。这样很直接，既讲清楚了什么重要，也不必绕来绕去讲因缘，这是中国人比较擅长的"体用一源"的思路。

这是古人的智慧，也是我们文化的一部分。所以我们中国人一听说寒邪、风邪都明白是怎么回事儿，外国人就会吃力些，他们会去找这个风在体内哪里。

这样，大家就明白了，我们中医调理感冒的时候，为什么要在方子里面加入散寒的温热药，加入祛湿的药，加入清热的药，其中绝大多数是在去除"缘"这个致病环境呢。结果，这个"缘"清除后，身体自己就把那个"因"给驱赶出去了。

所以，大家看到了，藿香正气散里面一个所谓的解毒药物都没有，全部是祛湿散寒的，实际上我们知道这是去除那个"缘"的。可是，使用了以后，我们体内的寒湿——"缘"没有了；外邪，那个"因"——那个被西医检测出来的感冒病毒，结果也被我们的身体给清除掉了。原因是什么呢？原因就是，这个"因"本来是依靠这个"缘"才进来的。

我说的这些内容，其实有些绕口，大家都已经习惯说"湿邪"的了。但是为什么叫湿邪，恐怕也不了解。看了我的内容，会有人说我在用西医的思路解释中医，其实不是。道理只有一个，中医西医都是一样的，全都是这些内容。祝味菊早就思考过，这些思考是有利于我们理解中医的。同时，对于这个"缘"的理论，西医的研究是不够的，应该向中医学习。

所以，我们了解中医，要知其然，还要知其所以然。我们要知道外邪有风、寒、暑、湿、燥、火，同时我们也要知道为什么叫它们外邪。

这样说，大家就理解了，这个湿邪，好比是外敌入侵的桥梁，我们中医就擅长拆掉这个桥梁。这样，外敌无从进入，我们的身体也就没病了。

对于这种情况，古人还有一个比较形象的说法，就是湿热为患的时候，如果湿气和热邪结合在一起，那就"如油裹面"。说这无形的热邪和有形的湿气结合在一起，就像是油混进了面里，难以清除。此时，需要祛除湿气，让无形的热邪无处依附，自然就散了。这是古人的形象的比喻。所以，在遇到湿热的时候，清除湿气是至关重要的。

此时，我经常会用到藿香、佩兰，加上古代名方三仁汤。

配方： 藿香6克（后下）、佩兰6克（后下）、杏仁9克（捣，后下）、白蔻仁6克（捣，后下）、薏苡仁30克、法半夏6克、通草6克、竹叶6克。

用法： 先将没有标注"后下"的药物熬半个小时，然后下入标注"后下"的药物，过5分钟后关火。将药汁过滤出来，兑入温水，泡脚，每天泡2次，每次泡20分钟。

如果湿气很重，导致了严重的外感，则此方可以口服。口服的时候，最好请附近的中医帮助判断，如果确实是湿热为患，则可以在这个方子的基础上加减。

罗博士叮嘱

标注"后下"的药物一定要在其他药快熬好的时候再下入：对于芳香类药物来说，熬久了，芳香的物质就会挥发，所以最好是"后下"，在关火的前5分钟下入，这样就可以更好地保留有效成分。

藿香和佩兰配合其他祛湿的药物一同使用，往往可以起到立竿见影的效果。

延伸阅读一：舌苔厚腻的耳鸣患者，治疗时要先调脾胃

我曾经遇到过耳鸣的患者，之前怎么治疗效果都不好，我一听患者讲述，原来大家都认为耳鸣是肾虚，都只补肾了。实际上，导致耳鸣的情况有很多，有的是因为肾虚，有的是因为肝胆火旺，有的是因为肝胆湿热，还有的是中焦脾胃湿气重。

《黄帝内经》里面就论述过耳鸣的病因其中之一就是由于脾胃引起的："头痛耳鸣，九窍不利，肠胃之所生也。"后来叶天士也说过这样的话，"九窍不利，皆由脾胃"。所以，这是一个很好的思路：通过祛除中焦湿气，振奋脾胃，从而通达九窍。对这样的耳鸣患者，如果见到舌苔厚腻的，一般从脾胃调理，从祛湿开始，往往会用到藿香、佩兰，然后配合其他的祛湿方法。结果，效果往往非常好，患者反映耳鸣明显减轻，有的就此痊愈。

可见，湿气不可不重视，在祛湿的药物中，藿香和佩兰是一对儿配合非常好的药物。

延伸阅读二：藿香、佩兰，祛湿"双煞"

在中药里面，有这么一些气味很香的药材。中医认为"芳香去秽"，所以，这类中药多具有芳香行气，去除陈腐的功能；其中，有两味药非常突出，它们就是藿香和佩兰。

藿香这个名字大家都熟悉，比如著名的藿香正气丸就是用藿

香来取名的。藿香，味辛，性微温；归肺、脾、胃经。主要的功能是祛暑解表，化湿和胃。用于夏令感冒，寒热头痛，胸脘痞闷，呕吐泄泻，妊娠呕吐，鼻渊，手、足癣等。

严格地说，藿香的主要功能是祛除湿气，比如，当湿气把脾胃之气困住以后，单单用淡渗利湿的药物，比如茯苓等祛湿，有的时候效果不好。尤其是湿浊之气郁结在脾胃，导致陈腐淤积的话，就需要先振奋脾胃。藿香的作用就在于此，振奋脾胃之气；脾胃的气机振奋了，湿浊之气也就容易去掉了。

如果湿浊之气郁结脾胃的话，我们的舌苔会厚腻，湿乎乎的，且一般为白色。在中医里面，和藿香经常一起用的，就是佩兰了。

对于佩兰的功效，《本草纲目》论述："兰草、泽兰，气香而温，味辛而散，阴中之阳，足太阴、厥阴经药也。脾喜芳香，肝宜辛散。脾气舒，则三焦通利而正气和；肝郁散，则营卫流行而病邪解。兰草走气道，故能利水道，除痰癖，杀蛊辟恶，而为消渴良药。"这里面的兰草，就是佩兰，过去医书中很多处提到的"兰"，其实很多都是佩兰。

藿香和佩兰，经常在一起使用。细分起来，藿香有解表的作用，佩兰有行气的作用。两者在一起用，能很好地祛除中焦湿气，振奋脾胃。

第24章

藿香正气不是治中暑的，是祛寒湿的

如果真的中暑了，在非常热的环境里面汗出得太多了，气阴两伤，服用藿香正气水（丸、散）会越来越糟糕的。而寒湿导致的外感（胃肠型感冒），吃藿香正气就正好。

现在，不知道从什么时候起，很多人说藿香正气是治疗中暑的，于是很多单位在夏天都把它作为福利来发放。其实，这个方子是用来祛除寒湿的。

为什么藿香正气在夏天用得多呢？因为夏天人们喝冷饮多，吃生冷水果多，所以导致脾胃寒湿重。现代社会又加上了空调冷气，那么外邪就容易入侵，此时用藿香正气丸是有效的。**但是，如果真的中暑了，在非常热的环境里面汗出得太多了，气阴两伤，服用藿香正气就会越来越糟糕。**因为是热上加热，你给酷热中汗都快出没了的人喝藿香正气水试试，喝完了立刻鼻子"喷火"。

其实，如果真的中暑了，此时应该把补充津液放在第一位。民间一般服用绿豆汤，或者用西瓜皮（西瓜翠衣）熬汤等方法。西医用补充体液、纠正电解质紊乱等方法，这些都有很好的治疗调理作用。

我觉得，藿香正气能够治疗中暑的说法之所以如此盛行，主要是因为现在真正中暑的时候太少了，除了一些特别辛苦的工种，一般人很少有机会被炎热所伤。现在的夏天，大家因为冷饮和空调而导致的寒湿反而更多，所以藿香正气在夏天大有作为。于是，大家就把它和夏天紧密联系起来了。

1. 寒湿导致的外感（胃肠型感冒），　吃藿香正气水（丸、散）就正好

六月的一天，有位来自江南的朋友因为感冒后头痛、拉肚子、

身上冷，向我咨询。当时，我看到他舌苔满布，就问他恶心吗，腹泻吗？他的回复：腹泻。

他来自江南，而此时江南的气候大环境是湿气重，又正逢雨季，差不多天天飘着小雨，吹着冷风，房间里也开着空调。综合这几个因素一想，我就明白了，他的这些症状是受了寒湿导致的，在现代医学里面这是胃肠型感冒——在感冒的同时，出现了上吐下泻等脾胃症状。此时用普通的治疗感冒的方法是没什么效果的，必须祛除寒湿，他的身体才能康复。

于是我告诉他买藿香正气水和藿香正气丸服用（以我的经验，如果寒湿感冒，头痛，或者呕吐，就用藿香正气水，让药力在上中焦起效；如果腹泻，则用藿香正气丸，让药力在中下焦起效）。

结果他服用后第二天，感冒就明显好转，腹泻也停止了。

2. 藿香正气分几种，量体服用很关键

（1）藿香正气水（液体剂型，由水煮及酒浸制而成，起效主要在上焦）

适应证：有明显呕吐、头痛等症状。

服用方法：可先将药水倒在杯中，再冲入30毫升左右的热水趁热饮服，10分钟后再饮1杯热水。在孩子患了寒湿导致的外感的时候，也可以用棉球蘸藿香正气水放到肚脐里，外面用创可贴覆盖。一般晚上用，第二天就可以见到明显的效果。也可以将藿香

正气水倒入温水中，用来泡脚，也有同样的效果的。

注意事项：

①服药后要避风，让身体微微有汗时最佳。

②服药时要忌食生冷、荤腥、油腻、酸辣的食物。

③对酒精过敏或不能饮酒者应慎用或改用其他剂型。

（2）藿香正气丸（最常用的剂型，是散剂的变形，尤其是水丸，效果更好）

适应证：一般的情况都可以用。如果是腹泻明显，我更推荐使用这个剂型，因为丸剂会融化得慢些，一般对于中、下焦的效果更好。

（3）藿香正气软胶囊（中药的新剂型，容易服用，口感较好）

适应证：对于脾胃等中焦的症状明显的，我推荐用这个软胶囊。

（4）藿香正气丸（小粒的那种水丸，不是大蜜丸）

一般情况下，使用藿香正气丸就可以了。

3. 吃藿香正气（丸、散）的注意事项

（1）有高血压、心律失常、心脏病、肝病、肾病等严重慢性病者，及孕妇或正在接受其他治疗的人，均应在医师指导下服用。

（2）应严格按照用法用量服用，婴幼儿、年老体虚患者应在医师指导下服用。切记，婴幼儿和年老体弱者，必须让医生来分

析处理！自己抄方子、冒险用药是对自己和家人不负责任的做法。

（3）患者服用 3 天后，症状无缓解，或出现其他严重症状时，应停药，并去医院就诊。

（4）连续服用应向医师咨询。

（5）除非在医师指导下，否则不得超过推荐剂量使用。

（6）该药应放置于儿童触及不到之处。

（7）过敏体质者慎用。

（8）不宜同时服用滋补性中成药，饮食宜清淡。

延伸阅读：藿香正气到底有什么神奇

藿香正气的主要成分是：

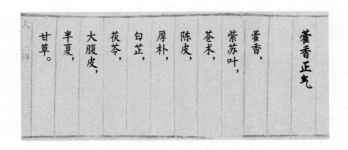

藿香正气

藿香，紫苏叶，苍术，陈皮，厚朴，白芷，茯苓，大腹皮，半夏，甘草。

这里面的药物大多数是祛湿的，基本上是温热药，最让人叫绝的就是：在治疗外感病的过程中，这个方子里面并没有任何我们通常意义上解毒的药物，没有那些在药物实验中所谓的杀灭细菌病毒的东西，可是却能治疗此类疾病。这其中的奥妙，确实值得人好好体会。

这个方子里面，藿香发表解暑，芳香化湿，理气和中，为主药。紫苏叶、白芷解表散寒，和中祛湿，为辅药。厚朴、大腹皮燥湿除满，行气宽中；陈皮、半夏理气和胃，降逆止呕；白术、茯苓补脾益气，利湿和中，共为佐药。生姜、大枣既能调和营卫，又能调和脾胃；甘草健脾和中，调和药性，共为使药。诸药合用共奏解表祛暑，化湿和中之功。

第25章

感冒后咽痛、痰黄、发热，用蒲公英熬水喝

感冒时如果出现咽痛、痰黄、鼻子出热气、发热等症状，我一般会推荐把蒲公英和连翘、金银花、地丁配合使用，很快就可以控制感冒。

蒲公英是我治疗感冒时出现咽痛、痰黄、鼻子出热气、发热等症状的时候常用的药物，一般和连翘、金银花、地丁配合使用。

配方：蒲公英、连翘、金银花、地丁各9克左右，紫苏叶6克（如果有嗓子疼的症状，就再加上射干9克、僵蚕9克）。

用法：将上述材料除紫苏叶外熬水，在水熬开锅的时候再放入紫苏叶，口服即可。

这个方子效果非常好，很快就可以控制感冒。

有一次，我到家门口的药店去闲逛，药店的老板和我打招呼，一听她说话，我吓了一跳，因为她的鼻音特别重，而且神色憔悴，一问，才知道她患了严重的流感，已经打了几天的抗生素了。问她为何不抓药治疗，她说："实在是搞不懂患的是风寒感冒还是风热感冒。"（事实上，风寒和风热只是感冒的不同阶段，不是存在着两种感冒）。于是，我让她抓了双花、蒲公英等药，告诉她熬药到最后的时候再下一点儿紫苏叶。

结果，过了几天我再去逛那家药店，就看到了老板的笑脸，她说："您抓的药还真管事儿，第二天就基本好了。"其实，中药自己就在那里摆着，即使是药店老板，离它那么近，如果不知道怎么用，它就不管事儿；如果我们知道怎么用了，它就"真管事儿"。

延伸阅读一：在苦寒的药物中，蒲公英最令人放心

蒲公英到底是治疗什么的呢？

原来，蒲公英性味苦甘，寒，入肝、胃经，能够清热解毒，利尿散结，是一味属阴的药物。我在治疗属于里热证的感冒时，经常把金银花、地丁、连翘和蒲公英一起用，解毒清热的效果非常好。

《本草新编》对蒲公英的评价很高："蒲公英，至贱而有大功，惜世人不知用之。阳明之火，每至燎原，用白虎汤以泻火，未免太伤胃气。盖胃中之火盛，由于胃中土衰也，泻火而土愈衰矣。故用白虎汤以泻胃火，乃一时之权益，而不可恃之为经久也。

"蒲公英亦泻胃火之药，但其气甚平，既能泻火，又不损土，可以长服久服而无碍。

"凡系阳明之火起者，俱可大剂服之，火退而胃气自生。但其泻火之力甚微，必须多用，一两，少亦五、六钱，始可散邪辅正耳。

"或问，蒲公英泻火，止泻阳明之火，不识各经之火，亦可尽消之乎？曰，火之最烈者，无过阳明之焰，阳明之火降，而各经余火无不尽消。

"蒲公英虽非各经之药，而各经之火，见蒲公英而尽伏，即谓蒲公英能消各经之火，亦无不可也。或问，蒲公英与金银花，同是消痈化疡之物，二物毕竟孰胜？夫蒲公英止入阳明、太阴二经，而金银花则无经不入，蒲公英不可与金银花同于功用也。然金银花得蒲公英而其功更大。"

这段论述，是对蒲公英功用的最好总结。

其实在苦寒的药物中，最令人放心的，就是蒲公英了。有很多药物，多服用一点儿，脾胃虚弱的人，就会感觉受不了；而蒲公英则比较安全，只要适当服用，不会导致胃肠的虚寒。所以脾胃虚弱的人遇到需要清热的时候，我会降低其他解毒药物的比例，适当地多加一点儿蒲公英，这样就比较安全了。

《本草求真》记载了蒲公英入药的一个主要作用："蒲公英，入阳明胃、厥阴肝，凉血解热，故乳痈、乳岩为首重焉。缘乳头属肝，乳房属胃。乳痈、乳岩，多因热盛血滞，用此直入二经。外敷散肿臻效，内消须同夏枯、贝母、连翘、白英等药同治。"

早在唐代，蒲公英最早出现的时候就是以擅长治疗乳痈而闻名的，直到今天，很多治疗乳痈的方子，还是少不了这味药。

乳痈，是生于乳房部的痈，一般发生在妇女的哺乳期，叫外吹乳痈，过去认为是孩子含着母亲的乳头入睡，热气熏蒸而成。乳痈甚至会导致严重的感染，疼痛难忍，无法哺乳，是临床的常见疾病。如果在方子里面使用蒲公英，则会很快消除症状，解除病痛。

蒲公英除了有药用功效，还是很好吃的野菜，是药食同源之物。在我小的时候，家里就经常到野地里去挖蒲公英，然后清洗干净，蘸着酱吃，味道非常好。有的地方还用蒲公英来包饺子。

但是大家千万别认为蒲公英就是我们中国人吃，其实外国人吃得更多。比如我们国家现在引进的法国品种——法国厚叶蒲公英，其品质就非常好，生物性能和生产产量是我国野生蒲公英的 8 ~ 10 倍。这个东西在他们那个国家里也是作为菜来吃的。

延伸阅读二：蒲公英具有十分重要的营养学价值

现代医学研究表明，蒲公英植物体中含有蒲公英醇、蒲公英素以及胆碱、有机酸、菊糖、葡萄糖、维生素、胡萝卜素等多种健康营养的活性成分，同时含有丰富的微量元素。此外，其钙的含量为番石榴的 2.2 倍、刺梨的 3.2 倍，铁的含量为刺梨的 4 倍，更重要的是其中富含具有很强生理活性的硒元素。因此，蒲公英具有十分重要的营养学价值。国家卫生部将蒲公英列入药食两用的品种。

日本近几年也十分重视开发蒲公英，而且颇有成效。目前日本市场上流行的一种功能性饮料，就是以蒲公英为原料制成的。日本还用蒲公英制成酱汤、花酒等系列保健食品，将蒲公英直接当作蔬菜食用亦十分盛行。

在欧洲，从中世纪开始，就用蒲公英的花酿酒，后来这个技术又被带到了美国。据报道，美国肯塔基州有位叫玛莎·布彻的老太太，已经 108 岁了，却还能劳动干活。她说她的长寿秘诀，就是每天喝 1 杯蒲公英酒，这个配方是她家里祖传的，代代饮用，结果都很长寿。她的曾祖和父亲母亲都是 100 多岁去世的，妹妹现在 90 多岁了。联想到我们中国曾经有记载说蒲公英可以使得"须发返黑"的情况，我们分析蒲公英里面确实可能存在一些尚不被人知的奥秘。

看来，无论东方西方，只要是对人体有益的东西，我们都是喜欢的。

延伸阅读三：蒲公英，"停不了的爱"

....

相传在很久很久以前，有个 16 岁的姑娘患了乳痈，乳房又红又肿，疼痛难忍。她羞于开口，只好强忍。这事被她母亲知道了，以为女儿做了什么见不得人的事。姑娘见母亲怀疑自己的贞节，又羞又气，更无脸见人，便横下一条心，在夜晚偷偷逃出家园投河自尽。事有凑巧，当时河边有一艘渔船，上有一个蒲姓老公公和女儿小英正在月光下撒网捕鱼。他们救起了姑娘，问清了她投河的缘由。第二天，小英按照父亲的指点，从山上挖了一种小草，它有翠绿的披针形叶，上披白色丝状毛，边缘呈锯齿状，顶端长着一个松散的白绒球。风一吹，就分离开来，飘浮空中。小英采回了这种小草，洗净后捣烂成泥，敷在姑娘的乳痈上，没几天就痊愈了。此后，姑娘将这草带回家园栽种。为了纪念渔家父女，便叫这种野草为蒲公英，简称公英。

中药名字的来历已经很难考证了，到底有没有这样的故事，我们不清楚。蒲公英的名字还有"凫公英"（《千金方》）"仆公英"（《千金翼方》）"蒲公草"（《唐本草》）等，这说明在唐朝的时候，它的名字还在变化。而民间直到今天为止，它的名字还是多得难以计数。

第**26**章

遭蚊子叮咬后肿痒难消，
一抹八味锡类散就好

人在秋天被蚊子叮咬后肿痒难消，或者是平时口腔溃疡时，都可以使用八味锡类散来缓解症状，效果非常之好。

1. 八味锡类散治疗蚊虫叮咬后肿痒难消

不知道大家注意过没有，秋天的蚊子特别毒，人被叮咬之后，皮肤上会留下一个经久不退的痕迹，红肿，很久都不掉。

我是个对生活观察仔细的人，我发现，春夏的蚊子都没这么毒，仿佛是蚊子把毒素积累了一个夏天，到秋天咬你一口就来个狠的——让你忘不掉，什么时候看到伤疤都恨得咬牙切齿。那么，被秋天的蚊子咬了，该怎么处理呢？

实际上，民间有很多蚊子叮咬后的处理方法，什么用牙膏、碱水涂抹等。可对于秋天的蚊子叮咬，一般都没有特别好的效果。

有一年秋天，我自己被蚊子叮咬了，很讨厌，红肿了一大块。想着，这不就是热毒吗？可以用解毒的药啊。正好，身边有瓶八味锡类散，这是一种治疗咽喉肿痛，口腔溃疡的中成药，我就倒出一点儿，用一滴水化开，涂抹在红肿周围，然后就睡觉了。结果，第二天起来，红肿就基本消失了，只剩下中间的一个小红点。

后来，屡试不爽。要点是：在涂抹的时候，不要全部都涂抹上，要把蚊子叮咬的中间点空出来（目的是让毒排出），只涂抹四周的红肿。很多人会质疑：难道毒气真的需要出路吗？其实，大家试用一次就知道了。

第二天，中间的那个红点处凸起，这是毒气外出的迹象了。

这就是中医外科里面的"围箍法"，所谓"给邪气出路"是也。我一般在处理皮肤上的红肿热痛等病症时，如果邪气不是太盛，那么基本都会用这个方法，让邪气自己出去。

这个八味锡类散是什么药呢？这是一个传统方子，有清热解毒，消肿止痛的作用。

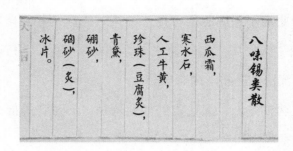

西瓜霜的功能与主治为：清热解毒，消肿止痛。用于咽喉肿痛，口舌生疮，牙龈肿痛或出血，乳蛾口疮，小儿鹅口疮及轻度烫火伤与创伤出血，急、慢性咽喉炎，扁桃体炎，口腔炎，口腔溃疡等。

方子里的其他几味药也都是清热的，所以这个方子以解毒清热为主。

这个中成药在一般大一些的药店都有卖的。

2. 八味锡类散治疗口腔溃疡

很多朋友容易出现口腔溃疡，这个口腔溃疡，看起来不是大病，但是非常痛苦，吃饭的时候，更是疼痛得难以忍受。那么，这个问题该怎么解决呢？

口腔溃疡，多是因为热证引起的。比如胃中有积食，导致腐浊生热，实热上炎，出现口腔溃疡。这种口腔溃疡，同时多伴有舌苔黄、厚腻，口中有味，嗳气酸腐等情况。这种情况下，可以请医生开一些通利胃肠，清热解毒的药物。

而另外一种胃热，是虚热，是胃阴不足，导致的虚火上炎。这是因为胃中阴液不足引起的，是一种相对的热，并非真热。此时不能轻易服用牛黄解毒丸等寒凉之药，而是要滋阴，用石斛、玉竹、麦冬等滋养津液的药物，来降虚热。

对于这两种热证，无论内部如何调理，但是在局部，处理方式是一样的，都可以用八味锡类散来外敷。

具体的使用方法是：每晚睡觉前，用棉签蘸八味锡类散，然后轻轻沾到溃疡面上。如果有人协助，也可以将八味锡类散直接吹到患处，然后患处一侧在上面，侧卧睡觉。因为如果患处在下面，则溃疡面刺激会出现大量的口水，会将锡类散冲掉。上了这个药以后，虽然当时有些疼痛，但是经过一晚的休息，第二天会明显缓解，轻症甚至会痊愈。

第**27**章

类风湿关节炎的
调理方法

类风湿，不是风湿。如果分不清楚，去医院做个
相关检查，就可以知道是否患上类风湿了。

类风湿关节炎这个病，西医认为病因未明，还没有彻底搞清楚，只知道它是一个慢性的、以炎性滑膜炎为主的系统性疾病。其特征是手、足小关节的多关节、对称性、侵袭性关节炎症。患病的女性明显多于男性，要多 2 ～ 3 倍，而且多是年龄大的女性患病。这个病会导致关节畸形及功能丧失。而且，患者经常伴有关节外器官受累，比如出现肾脏、心脏的问题，严重的甚至危及生命。

西医的病理学发现，此病的病理主要有滑膜衬里细胞增生、间质大量炎性细胞浸润，以及微血管的新生、血管翳的形成，及软骨和骨组织被破坏等。

那么，类风湿性关节炎都有哪些症状呢？

首先，患者会出现体重减轻、低热及疲乏感等全身症状。然后，会有以下症状同时出现：

（1）晨僵

所谓晨僵，就是指早晨起床时，关节活动有不灵活的感觉，一般关节炎都有这个症状。普通的关节炎这个症状的持续时间会比较短，一般在半个小时以内，类风湿往往长一些。

（2）关节的改变

①一般小关节容易出现问题。比如手、足、腕、踝及颞颌关节等；发展严重了，还会有肘、肩、颈椎、髋、膝关节等。这和普通的关节炎是有区别的。一般的关节炎多数是手、膝、髋及脊柱关节易受累，指、腕及其他关节较少受累，而类风湿的最初表现，往往就是这些小关节，如手腕或者手指开始疼痛，这个区别大家要记住。

②关节畸形。我们看到很多类风湿患者的手指，都是明显变形的，这就是此病的特点。患者的手足关节往往随着疾病的发展变形，痛苦异常。

（3）关节外表现

类风湿性关节炎之所以危害较大，除了关节部分疼痛难忍，还因为它对身体脏腑有很大的危害。这个病会导致人发烧、局部肿胀，同时可能累及心脏、肾脏、呼吸系统等，直至危及生命。所以，曾经有医学工作者称此病为"不死的癌症"，其实这个说法是不对的。

那么，如果我们怀疑自己或家人患上了这个病，该怎么确诊呢？其实非常简单，就是去医院，做个相关检查，比如类风湿因子的检查，就知道是否患上类风湿了。这种检查非常简单，但是，多数患者可能都没有去做。

我曾经遇到很多人问我这样的问题："我的妈妈患了风湿，每天关节疼得睡不着觉，怎么办？"我问："您能确定是类风湿还是风湿吗？"回答是："不知道，就是关节疼！"

我觉得这就是做子女的不称职了，您只要带母亲去检查，就非常容易区分出风湿和类风湿，要知道这是两种不同的疾病。因为子女没有医学知识，老人更没有，于是，老人只好去买点儿什么风湿膏，对付着用。没有对症，效果哪里会好呢？所以，作为子女，一定要努力学习医学知识啊！

西医对此病的治疗，也是很有效的，服用西药，可以立刻消除疼痛。但是长期效果不好，往往一停药关节就又开始疼，所以不可以作为凭借。

那么，中医是怎么看待此病的呢？

中医对此病分型较多，基本上有这么几种分法：

（1）风寒湿痹症状

以风、寒、湿三种邪气为主，导致患者关节冷痛，疼痛较剧，肿胀难消。舌淡，苔白，脉弦紧。

（2）风湿热痹症状

以湿热两种邪气为主，与前面的证型相反，这是热证。患者关节红肿疼痛，甚则痛不可伸，得冷稍舒，或兼身热恶风。舌红，苔黄，脉弦滑数。

（3）痰瘀痹阻症状

这是正气不足，导致痰湿瘀血为患。患者关节肿痛日久，渐现强直畸形，屈伸不利，并伴皮下结节，肌削形瘦，神疲面枯，腰膝酸痛，头晕目花等。舌暗淡，苔薄，脉细或细涩。

（4）肾阳虚亏症状

久病正气必虚。患者关节肿大，僵硬冷痛，恶寒，四肢厥冷，腰酸腿软，小便清长。舌质淡，苔白，脉沉迟。

那么，对于这些分型，我们治疗的效果如何呢？其实，效果是不理想的。有的时候患者会见效，但是又会复发；有的甚至无效。所以，类风湿是一个非常难治的疾病，算是疑难杂症了。

今天，我给大家介绍一个非常有效的方子，是吉林老中医史鸿涛先生所创。

这个方子的主方是这样的：

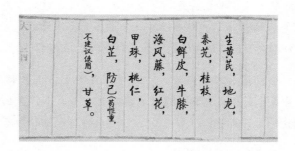

此方可随证加减，以改动方中药物用量为主，或将药物稍加变更。热盛为主，可加漏芦 30 克，漏芦清热而不伤阴；以寒为主者，可加制附子 10 克，增强散寒止痛之力；顽痹证虚、关节变形者，可加当归 20 克、制附子 10 克、伸筋草 15 克，并改甲珠 30 克，加强温补穿透之力。

在应用这个方子的时候，我一般会去掉防己，加上薏苡仁 30 克、土茯苓 30 克。如果患者阴虚明显，则加生地，一般用到 30 克左右。服药有上火症状的，加上知母 15 克。没有阴虚或者上火的，则不必加。

方子里面的甲珠，就是穿山甲的鳞片，这个药一般我很少用，但是如果治疗大病，还是可以用的。只是熬药太可惜，此药非常昂贵，可以研磨成粉，每次冲服 3 克。

因为穿山甲是很珍贵的动物。此方服用，一般 1 周即可见到明显效果。坚持服用，长期效果很好。

这个方子最大的特点，就是黄芪的用量大。这里的黄芪是生黄

配方： 生黄芪200克、秦艽20克、红花15克、桃仁15克、海风藤20克、地龙15克、桂枝15克、牛膝15克、甲珠15克、白芷15克、白鲜皮15克、甘草15克、薏苡仁30克、土茯苓30克。

用法： 以没过药物并超出一个指节深度的水，煮开锅20分钟后，将药汁倒出，再加入没过药物超出一个指节深度的水煮开锅20分钟后倒出药汁，如是3次，将3次的药汁混合即可。

叮嘱： 如果患者阴虚明显，则加生地，一般用到30克左右。服药有上火症状的，加上知母15克。没有阴虚或者上火的，则不必加。

芪，一般我们也就用到 30 克左右，但是其实这是很有局限性的。要知道，黄芪的力量比较和缓，非大量不足以治病。清代的王清任，在"补阳还五汤"里面，甚至要用到 100 多克，这是善用黄芪之人。至于黄芪为何可以治疗此病，主要原因就是，无论是风寒湿热什么邪气侵袭经络，其实都是自己的正气不足、经络空虚、卫气羸弱导致。所以，此方可以通络，可以散寒祛湿，可以清除湿热，但是，正气是一定要补足的，这是扶正祛邪的路子。所以《神农本草经》里面说黄芪："主痈疽久败创，排脓止痛，大风，痢疾，五痔，鼠瘘，补虚，小儿百病。"

而历代医家加以发扬补充，使得黄芪的作用得以彰显，比如清代黄元御说黄芪："清虚和畅，专走经络，而益卫气。逆者敛之，陷者发之，郁者运之，阻者通之，是燮理卫气之要药，亦即调和营血之上品。"

我们在药店里，会看到两种黄芪制品：一种是炙黄芪，一种是生黄芪。炙黄芪药性偏温热，主要是补中；而生黄芪，黄元御认为其药性是凉的。从我们的实践来看，也确实很少见到吃生黄芪上火之人。生黄芪的作用，则主要是走经络，走体表，补卫气，祛除风邪。所以这个方子里面用的是生黄芪。

罗博士叮嘱

这个方子服用的时候，最好请附近的中医帮助加减。生黄芪可以先从100克用起；服用两三服后，觉得自己没有问题，再增加到200克。有的患者反映，服药后感觉有"力量"在身体里面走，有胀胀的感觉，这就是气血开始运行的缘故。

很多老中医都总结过治疗类风湿的方子，但是，这个方子是大家公认的一个好方子。有的中医自己家人患了此病，就把名医的方子拿来使用，结果发现其他的方子效果都一般，而这个方子却疗效突出。其实，最重要的是这个思路，就是扶正祛邪。而扶正这个任务，前人给总结出来了，生黄芪的力量比较大。这样的经验，我们是需要继承的。

此方出自《当代名医临证精华——痹证专辑》一书，这套书收集了很多老中医的经验。我曾经用很长的时间研究这套书（《当代名医临证精华》，全套共24本），发现一个有趣的事情：每一种病，一定会有一个特别有效的方子，或者说一种治疗思路，藏在这套书里面。书中，有的老中医是泛泛而谈，像教科书一样辩证整齐，我觉得价值不大；有的则是有独到的见解，一针见血。如果把这套书来回地研究，最终，你会发现，每种疾病，中医都有着非常有效、立竿见影的解决方法，只是这些方法并没有为人所熟知而已。所以，《黄帝内经》讲得好："云不可治者，未得其术耳。"很多疾病的治疗思路，前人已经为我们总结出来了，希望这些方法不要被湮没！

记住，这个方子治疗的是类风湿，不是风湿。如果区分不清楚，一定要去医院做个相关检查。

第28章

万事皆可等，尽孝不能等

　　我见过太多平时头头是道，大病临头魂不附体的人。尤其是年迈之人，身体机能的衰退自己都控制不了，谈何坚强、乐观？所以，人有点儿精神信仰，帮助你支撑，总不失为是件好事。

人到中年，父母都已经年迈，此时，要处处保护好双亲，在二老身体还健康的时候开始保养，在身体刚刚出问题时就干预调理，越早越好。

万事皆可等，此事不能等。

我的中医水平有限，父亲患帕金森坐轮椅，我也未能让他身体痊愈，多数时间在救急，很惭愧。上次回家，父亲坐在轮椅上，头往后仰，身体挺起，起初我以为是颈部无力，结果发现头部后仰的力量很大，是"角弓反张"，这是一种痉挛状态。于是用张仲景的方子栝蒌桂枝汤加味，只一剂，反张即消失。

还有一次，大年初一，大家在做饭，母亲给了父亲一大块面包，然后就去忙了。过一会儿听声音不对，赶紧过来一看，原来父亲被面包噎住了，咳不出来，嘴唇已经全紫了，眼睛往上翻白。我心中大骇，和妹妹罗玲立刻进行急救，所幸面包被咳出，也就那么几十秒的时间后，老父唇色迅速恢复红润。

这种事，没想过会发生在身边，当时整个过程不过一两分钟，我是看着父亲眼睛渐渐灰暗，眼里的"光"渐渐消失的，但抢救过来后，眼神又恢复光彩。

接下来很长一段时间，我心中都后怕，万一我当时没有发现会怎么样？父亲被噎的整个过程非常短，而直到结束，母亲都没有意识到发生了什么。

虽然父亲、母亲犯病时我能1服药见效。但是，我却没有丝毫的欣喜感，相反非常耻辱。我是学医的，显然平时没有将父母的身体保养好，这次如果不是碰巧在家，恐怕会出大事。可是救急能救一辈子吗？每家都有学医的子女吗？显然，老人平时对自己的保养更加重要，甚至要从中年就开始养成好习惯。

我的老母亲性格比较急，容易上火。年轻时要强，年老了，反而不能担事了，家里有点什么事儿，就睡不着、急躁、血压上升，心脏不舒服，我对此一直很担心。上次给她调理好血压后，我认真和母亲谈，可能最终能治疗她身体的，不是药物，而是佛经。于是母亲认真照做，每天用一个半小时诵《地藏经》一遍，结果她现在每天都乐观很多。

对于宗教，众人有各种评价，总有人问我，宗教对患者康复有没有好处，我一概回答"有"。除非您自己有大智慧，能看透世事，自我可以控制。除此之外，一般人在生老病死的关头，少有能想通的。

我见过太多平时头头是道，大病临头魂不附体的人。尤其是年迈之人，身体机能的衰退自己都控制不了，谈何坚强、乐观？所以，人有点儿精神体系，帮助你支撑，总不失为好事。反正，诵读佛经对我母亲的效果，我是比较清楚的。

我觉得，对于老年人，如果能有个精神信仰，晚年会幸福很多。另外，做子女的，真的要学习健康知识，这样，才可能在关键时候帮老人一把。当然，最好能多守在老人身旁，实在不行，也要把健康的知识传递给父母。

第29章

在人生的某个阶段，
有的事情，我们躲不掉

当人衰老的时候，需要面对日益老化的身体，应付不断出现的疾病，调整日益接近死亡的心理恐惧，这些，恐怕都是年轻人所无法想象的。老年人生活质量的高低，与家人的关心程度息息相关。

　　我的父亲和母亲两人同岁，马上就都 80 岁了，我现在越来越觉得需要陪伴在他们身边。这事儿最初是因为有一次我观察到有蚊子围着父亲飞，而父亲根本就无法察觉，也无力驱赶。当时我想，如果房间里面有蚊子，那父母是要挨一夜叮咬的。我心中很是难过，就决定多多陪伴父母了。

　　现在情况好多了，虽然我因为工作的关系，不会一直在家里，但是现在我们家里有一位非常出色的保姆，再加上妹妹从澳洲回来，所以父母被照顾得很好。这也是令人欣慰的事情。

　　说起妹妹的回国，也是因为希望能多陪伴父母，当时父母住在澳洲，觉得非常不适应，左邻右舍都不说中文，父母完全听不懂。虽然他们住在布里斯班，风景优美，但是父母觉得很孤单，便回国了。这样，妹妹罗玲也决定回国，她说她要亲眼看着母亲是怎么越活越年轻，怎么穿得像个花蝴蝶一样和大妈们一起跳舞的。

　　而找保姆，家里也费了好多心思。与保姆的磨合非常关键，之前有各种保姆，有的保姆不但帮不上忙，还和家人性格不合。比如曾经有个女保姆，化妆浓艳，对我母亲说："我在别人家干活，我洗完澡出来，桌子上的水果就必须给我供上。"我母亲当时听罢差点儿糊涂了——我是您的保姆吧？

　　最终，找到了现在这位保姆，她和我们家关系处得非常好，保姆家遇到什么事情我们都会出面帮忙，结果慢慢处得如同一家人。这是令我非常开心的事情。

　　现在，只要我和父母坐在桌前吃饭，看着父母一口口地吃饭，我都会觉得非常开心幸福。这种感觉，是很奇特的，说不清楚为什么，但那真是从心里发出的快乐。

我知道这个世界上做事的机会很多，如果单纯说做传播国学和中医的事业，在北京和上海要便利得多——在那里开班讲课，会有很多人来。然而在沈阳，坦诚地讲，对此关心的人会少很多。同一个出版社组织签名售书，在北京王府井场面火爆，几近失控；但是在沈阳签售，只来了二十来人，其中还包括了从外地来的患者，令主办单位很诧异，我说这是经济和文化发展的不均造成的。所以虽然我扎根北上广，会有更广阔的平台，但是我权衡再三，还是留在沈阳更方便照顾父母，很多好的机会，只能忍痛放掉。

现在，很多儿女是考了大学，留在外地工作，然后在外地成家，与父母分隔两地。对于这个问题，其实我也没有想到解决之法，所以只有放弃一途。

之前，我在外面工作，父母总是说一切都好，我也放心；但是现在回到家里才知道，其实他们有各种问题。

不仅是我的父母，很多老人一般都是这么过日子的：为了省钱，他们会选择买最便宜的菜或者水果，甚至从快腐烂的打折水果中挑选，因为便宜。这是我们的生活标准所不能容忍的。血压突然异常了，他们会从抽屉里面胡乱地翻出药来吃，甚至会定期拉开抽屉，看剩什么药了，要打扫干净，都给吃了，像对付冰箱里面的剩菜一样。等到真的生病了，却因为下大雨等种种原因，无法出去买药。

东北有些家里冬天取暖用的是可以自己调节温度的电采暖。冬天的时候，孩子回家如果事先通知了，家里就非常温暖；可是如果孩子不告诉他们，突然袭击，就会发现家里寒冷，父母穿着羽绒服在房间里。为了节省电费，他们会把温度调节到最低。

如果儿女告诉他们要回去，就会发现冰箱里面的菜总是满满的；可是如果儿女突然回家，就会发现冰箱里面空空如也，只有咸菜萝卜。

根据我的经验，老人会向儿女们"谎报军情"，他们会在医院里一边躺着打点滴，一边告诉你："一切都好，我和你爸爸在菜市场逛呢！"

别听他们电话里跟你说："你们好好工作吧，我们自己挺好，不想你们，不用回来！"好像他们不会思念儿女。实际上，他们和左邻右舍的老人兴高采烈地聊天时，很大比例的内容，都是聊自己的孩子："我的孩子在北京工作可好啦！"聊天结束后，他们会自己蹒跚着往家走，身影孤独。

有一天我在微信圈里写了这些感悟，有位朋友留言，说特别有感触，她老家有位邻居，3个孩子都在美国，结果直到老人因病去世，孩子都未能赶回来。

这样的事情我也遇到过，一对老人，3个孩子也是在美国，老头脑溢血住院昏迷很长时间，老太太照顾，结果老太太自己也有肿瘤，最后孤独地在家里离世，老头昏迷在医院，根本不知道。而当时孩子们都没能赶回来。

所以，以我亲身观察到的事例告诉各位，人老了，特别是到了

75 岁以后，儿女的陪伴，无比重要。

我不相信任何人讲的："我的父母在老家根本不需要人照顾，他们自己过得挺好的。"我觉得说这种话的人，是他的父母年龄还不够大。七八十岁的老人，哪有不需要照顾的？

现在社会上有一股声讨孝顺的浪潮，说谈孝顺就是绑架儿女，父母应该自己独立，离开孩子一样可以生活。我觉得这是混淆是非的说法。能这么说的人，估计父母都不到七十岁呢，都牙口特好、胃口特好、能跑能跳。但是等父母到七八十岁了，您看看他们是否需要儿女的照顾？

当人衰老的时候，需要面对日渐老化的身体，需要应付不断出现的疾病，需要调整日益接近死亡的心理恐惧，这些，恐怕都是年轻人所无法想象的。老年生活是祥和，还是凄凉，我想，家人关心与否是关键。

所以我总是提醒做子女的，务必将父母放在心上。对于上了年纪的父母，陪伴至关重要。

人生有各个阶段，有的阶段，有的事情，我们躲不掉。

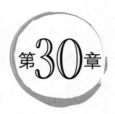

第30章

在我们的一生中，
有无数的温暖值得感恩

在我们的一生中，会遇到很多贵人，在我们最需要帮助的时候，这些人伸出手，帮助了我们。我们美好的生活，是和他们密不可分的，他们构成了我们世界的一部分。所以，我们要感恩。

我现在很喜欢车，我是那种把生活用品往车上一放，就可以把车当作"家"，然后一路走天涯的人。曾经独自一个人用 2 天的时间开了大约一千六百多千米，大家都问我累吗？我说那是享受和放松啊！怎么会累？

所以我讲事情，总是喜欢用开车来打比方。比如我们的工作。

我们的工作，有的时候充满了苦恼，我们会陷入不开心中，觉得被痛苦包围了。此时该怎么办呢？

有一个解决的方法，这个方法我给起了个名字——"感恩放松法"。

我们大多数人，从早晨开始工作，就会被牵着鼻子走，然后一路处理问题，一路焦虑，最后一直到下班，无比疲惫地离开岗位。这样的工作，给我们带来了很大的麻烦。

打个比方，比如您开车，您会一直踩油门吗？就是一直轰油门，把您家的车当跑车开，您会这么做吗？

大家一定会回答：不会的。因为那样一直轰油门，最终车会毁掉的。

可是，我们在工作中就似乎一直在轰油门，一路狂奔，处理各种问题，没有任何间歇，直到晚上睡觉。这样，睡觉都不安稳，一夜做梦都是工作，大脑并未放松；然后早晨起来，感觉非常累，似乎比没有睡觉还累。

这是很多人的感受，每天都疲于奔命。这样下来，对身体一点儿好处都没有。长期疲劳，会耗伤正气，令自己的身体处于低迷的状态，这对健康是一个慢性的损害。

而且，最要命的是，大多数人在这种狂奔中，收获的并不是快乐，而是压力与苦恼。好比您拿着一个大的渔网，乘着一路狂奔的快艇，下去这么一抄，捞起来的并不是活蹦乱跳的鱼，而是一堆堆的垃圾。

这么看，您慢点儿反而好些。您这么快，渔网迅速就满了。这样，您瞧瞧，坏事就一起来了。

那么，为何会这样呢？

这里，我要介绍一个心理学的术语——负面偏好。

负面偏好的意思是：在人们接触到外界来的信息的时候，更愿意关注那些负面的信息，这是人类的一个普遍的心理特征。

比如，在看报纸或者网页的时候，那些关于自然灾害、凶杀案件、丑闻等新闻，更容易吸引人们的眼球，这是全球人类的通病。

为何会如此？研究者认为，这是人类在进化的过程中，为了保护自己的生存，更容易关注周围的危险，只有这样，才更容易生存下来。又比如羚羊，对于鸟儿什么的图案，可能并不敏感，因为这无关大事儿；但是对豹子身上的花纹，却是非常敏感，有类似的东西一闪，它都会夺路狂奔，因为这是要命的事儿。这就是负面偏好。

人类在这方面，并没有比羚羊强多少，因为这些东西是遗传来的。从心理方面来看，我们负面偏好的东西甚至更多，因为我们的思维更加丰富。

在工作中，我们更容易收集负面的信息，这是人的本性。我们的敏感，更多的是用于收集负面的信息。所以，每天一路狂奔地工作下来，每个人心里负面的内容都会不少，时间长了，您哪里受得了？

那么，我们该怎么办呢？

一个可行的解决方案是：每当我们觉得被负面情绪包围，自己疲惫不堪的时候，松一下油门，停下工作，放松几分钟。在这几分钟里，想一下曾经帮助过你的人，感恩一下他们。然后，继续去工作。

在我们工作的过程中，有无数的片段时间，比如，等电话的时间，等客户的时间。如果用几分钟来尝试一下，您的情绪会获得意想不到的改善。

我们的一生中，会遇到很多贵人，在很多关键的时候，在我们最需要帮助的时候，这些人伸出手，帮助了我们，我们美好的生活，是和他们密不可分的，他们构成了我们世界的一部分。所以，我们要感恩他们。

就好像，某天，我母亲突然对我说，联络上了 40 年前我们家的老邻居。这个消息，一下让我们家快乐起来了。

40 年前，我们家住在大学的教师宿舍，那是现在的双室房子，当时住房困难，我们是两家人合住一个双室，各有一个 12 平方米的房间，然后两家共用一个厨房，一个卫生间。我们家的对面屋，居住的是一位姓卜的人家，他们家的男人，我叫他卜大爷。他妻子姓刁，我叫她刁姨。我管他儿子叫小哥，女儿叫姐。

那个时候邻里的关系，是现在住高楼的人没法体会的，两家人像一家人一样互相关照。我们家当年贫困，经常买不起肉，有的时候，邻居家偶尔做点儿肉，都会暗中夹起几块，放到我们家的锅里；我们吃的时候发现了，会非常感激。

那天联络上以后，我母亲对我说，她生我妹妹罗玲的时候，我父亲正在乡下改造。当时的知识分子都要下乡接受贫下中农的再教育。我母亲突然觉得要生了，这个时候只有求救于邻居了。当时刁姨也是自己在家，她竟然壮着胆子，用自行车驮着大肚子的我母亲，一路奔向医院，最后让罗玲出生在医院里。

据小哥电话说，我们联系上以后，他回家和他母亲也谈起了此事，80岁的刁姨说："当年胆子真大啊，骑自行车就敢驮着人家去！"然后，大家都笑了。

今天可能是想象不到那个情景的。可是，当年没有出租车，只能如此啊。

然后，刁姨买了鸡蛋、蛋糕送到医院给我母亲吃。那个时候的蛋糕，就是一种糕点，类似今天的松糕，和现在的蛋糕不一样的。而彼时的鸡蛋，也是非常珍贵的，不但要凭票，而且一般老百姓是舍不得购买的。

等要出院了，也是刁姨一家，推着平板车，把母亲和初生的罗玲拉了回来。

当时我2岁，但这个情景直到今天我都记得，如同昨天：无数的邻居，都涌到我们家来看婴儿，我被挤到了对面房间。因为没有看到我们家的新生婴儿，我急得大叫。

四十多年过去了，那些情景，仍然像是昨天。

那个时候的日子，是非常贫困的，但是因为有这样的邻居的帮助，回想起来，还是觉得很温暖。

后来因为不断搬家，我们两家失去了联络，几次我都想通过什么渠道来找到他们，那天居然在一个偶然的机会联系上了。我记得母亲坐在桌边，一边感慨，一边对我讲："当年家里穷啊，心里想感激人家，也没法表示什么，现在真要当面表达一下啊！"

您看看，这么多年了，那些恩情，心里都记着呢。

这样的人，在我们的一生中，总会有很多，有在危难时候拉我们一把的，也有在工作中随手帮助我们的。每当我们疲惫、不开心、陷入深深的负面情绪的时候，我们用几分钟来感激他们，感激他们对我们的帮助，几分钟过去后，一定会心中充满了温暖，负面情绪会一扫而光，继续充满活力地工作。

那么，为何会有这样的心理改变呢？

因为，在感恩的时候，你会想到自己是多么幸运，遇到了如此帮助自己的人，这种温暖，是多么珍贵，而自己却拥有了这么多。这么想，你就会觉得自己是幸福的人。

感恩的时候，你的心里是富足的。

经常感恩的人，会更加乐于助人，因为感恩会令我们体悟到，我们的幸福，是与周围的人的善良密不可分的；而我们的善良，也会温暖到其他的人。因为，我们是一个互相温暖的整体。

有研究显示，如果每天用日记本记录下 3 件可以感恩的事件或者人，几周后，这个人会更加快乐，健康状况会更加良好。

所以，在工作中，利用片段时间，感恩在工作中鼓励、帮助过自己的人，会令自己的工作更加快乐积极。

经常感恩为自己做饭的家人、在感冒中送自己去医院的亲人，会令自己更少与家人发生冲突，会令家庭气氛更加温馨。

所以，在我们心里疲惫、负面情绪很多的情况下，我们可以尝试着感恩一下。那些曾经花青春时光陪伴我们的人；那些在我们感冒的时候，送来热汤的人；那些在我们气馁的时候，拍着我们的肩膀鼓励我们的人；那些在我们饥饿的时候，分一个馒头给我们的人；那些在我们囊中羞涩的时候，抢着替我们付账的人；那些把自己的机会让给我们的人；那些把自己人生的心得，一点点讲给我们的人；那些在我们痛苦的时候，半夜陪伴我们聊天度过漫漫长夜的人。无数的感恩，构成我们温暖的人生。

我想，我们的一生，有无数的温暖，值得我们用无数的片段时间来感恩。

第**31**章

计较回报好不好

我们做事，大抵是要回报的，所以我们常常盯着那个回报来做事。其实，回报本身是好的，问题在于如何去掉因为计较回报而出现的烦恼。

明代有个王阳明，这个人境界很高，做事常常让人觉得匪夷所思。比如，他是个文人，去打仗，竟然是当时的"常胜将军"。其中有名的一仗，是平定南昌宁王朱宸濠的叛乱。宁王起兵十万，进军北京，势不可挡。王阳明作为赣南巡抚，统辖的地区正好在宁王的进军路线上。于是他率领很少的队伍奋起抵抗，一路势如破竹，仅仅用了四十来天，就平定了宁王叛乱。

生擒宁王的消息传来时，王阳明正在讲课。大家向他贺喜，他只说知道了，然后接着讲课。其间，言语不乱，神色不乱。

大家下课都问他："大人，您这也太平静了吧，这么大一功劳，您都不觉得开心？"

结果，王阳明说什么？

他说："一切得失荣辱，真如飘风之过耳，奚足以动吾一念？今日虽成此事功，亦不过一时良知之应迹，过眼便为浮云，已忘之矣！"

人家王阳明，压根儿就没觉得有功劳，他自己说，已经把这个事情给清空了，忘到脑袋后面去了。

这境界，还真不是一般人能琢磨透的。

那么，王阳明为什么要忘记功劳呢？

我们来细聊聊此事。

我们做事，大抵是要回报的，所以我们常常盯着那个回报来做事。小时候听评书，里面经常说"无利不起早"，这话真是深入人心。

　　但是这个世界很奇怪，如果真的把"做事"和"回报"连在一起，就总出问题。比如，如果回报好的结果，我们开心；如果回报的结果不如人意，那就不开心了。下次，甭管什么事情，坚决不去做了！

　　我们总是要花很大的力气在事前揣摩，这事儿到底值不值得做？我们每天费尽心机去计较值不值得，我们的精力大多浪费于此。而且，很不开心也是因此而起，事后开始检讨："我怎么看走眼了？""怎么就没看出，这事儿会费力不讨好？"

　　那么，回报到底好不好呢？

　　回报本身是好的，问题在于如何去掉因为计较回报而出现的烦恼。

　　解决这样的问题，有一个方法，就是不计较一城一池，而是从大局出发，按总体来看。**这样的做法是：不要计较每件事情的回报，而是按照自己心中的善意去做好每件事情，然后，这个世界会给您总体的回报。在每一件事情上，可能有好的回报，有不好的回报，但是，不要在意，因为您尽力向大家发出善意，最终，善意也会回报给您。总体上，您的人生一定越来越美好。**

　　这种做法，虽然比较智慧，但仍然是在意回报的。那么，还有更高明的想法吗？

　　有的，比如王阳明的做法，王阳明是完全不在意回报的。平定了那么大一个举国震惊的叛乱，他居然完全没有当回事儿，认为没有任何功德，事情过去了，他就给忘记了，可见他心中已经了无尘埃。

那么，这么做有什么好处呢？

那就是没有事情能够对你构成影响。无论荣和辱。

王阳明平定叛乱后，皇帝不知道他已经胜利了，带了上万士兵，向南进发，出了北京，才得知王阳明胜利的消息。这皇帝好大喜功，想借此游玩，于是继续进发。身边的太监和一些将领，认为王阳明抢了功劳，对王阳明有敌意。

所以，等北军到来，王阳明并没有因为平叛而得到什么荣誉，反而要面对北军各界的刁难。

考验人的时刻到了，您功劳那么大，却得到不公正待遇，怎么办？一般人会郁闷死吧？

可是王阳明，因为有功劳的时候，人家也没在意，所以，在受到非难的时候，他也没在意。他并没有因为任何外界的评价，而改变自己的心态。

所以，这才是高人啊，这已经到了《金刚经》中所讲的"凡所有相，皆是虚妄"的境界了，什么都不在意。王阳明的心中，一切清空，只留下一个良知，就凭这个良知，为大家做事。其他的，"一切得失荣辱，真如飘风之过耳，奚足以动吾一念？"

面对北军的刁难，王阳明并没有感觉屈辱，依旧开心对待。很多北军的兵痞，受到指使前往王阳明的府前公然谩骂。王阳明让手下准备了酒肉，等他们骂累了，说："来来来，太阳底下晒，况且这么热，大家辛苦了，吃肉吃肉，喝酒喝酒！"结果，最后搞得这些兵痞实在没有办法再骂，都默默地离开了。

"以德报怨"，并不是因为想要得到好的回报，而是，压根没有在意回报，只是凭借心中的善念，对任何事情都发出善的信息而已。

所以在王阳明生命的最后时光，弟子问他想给大家留下什么话，他只说了这么一句话："此心光明，亦复何言。"

这个境界，确实很高。人生到了这个地步，那该是圆融无碍、宠辱不惊了。但是估计我们相差太远，只能学习，只能朝着这个方向靠近而已。靠近，就是进步。

记得特雷莎修女说过这样的话：

"即使你是友善的，人们可能还是会说你自私和动机不良。不管怎样，你还是要友善。

"当你功成名就，你会有一些虚假的朋友和一些真实的敌人。不管怎样，你还是要取得成功。

"即使你是诚实的和率直的，人们可能还是会欺骗你。不管怎样，你还是要诚实和率直。

"你多年来营造的东西，有人在一夜之间把它摧毁。不管怎样，你还是要去营造。

"如果你找到了平静和幸福，他们可能会嫉妒你。不管怎样，你还是要快乐。

"即使把你最好的东西给了这个世界，也许这些东西永远都不够。不管怎样，把你最好的东西给这个世界。

"你看，说到底，它是你和上帝之间的事，而绝不是你和他人之间的事。"

　　有位朋友，说她一直免费为一个社群服务，花费了很多心力，后来，因为自己的财力无法支撑，于是决定自己创业。但是，当她创业的时候，虽然这个社群的人全都知道，但是没有人表示支持，甚至连问候都没有。我很好奇，问她是怎么看待此事的，她说："我不管其他人的反应，我只是做自己认为善良的事情，我现在仍然在帮助他们。"这种态度，让我赞叹，这就是境界比较高的人，不计回报。

　　其实，这个世界，事与事之间，就真的没有联系吗？后来，此人创业大获成功，出人意料。

　　所谓出人意料，是表面的事情。如果看清背后的因果，就知道，哪有什么出人意料的事情呢？都是有着前因后果的。

　　你可以把一切看空，但是要记得，一切又都不是空的。

　　你忘记福德去为众生布施的时候，《金刚经》说："其福德不可思量。"

第32章

放不下，就不会新生

　　大家无法逃脱酒局，无非就是一个面子问题；如果放下面子，也就不喝了，但是因为都是朋友，所以这个面子，是放不下的。可是，真正的朋友，一定是要保护你的；如果非要把你灌得肝损伤了才高兴，那叫什么朋友。

这几年在商学院讲课，我发现，很多常年在商场打拼的人，必须保护肝脏了，因为他们的肝脏已经开始出现问题了。

有一次，我在江苏讲课，发现几位企业家都有肝脏损伤，这令我很担忧。一了解，原来他们长期喝酒，有的人几乎每晚都喝，白酒一杯一杯地干掉。我问他们，肝脏都有问题了，为何还喝呢？他们说必须应酬，身在商界，无法自拔，你只要喝一杯，下面的几瓶就逃不掉了。

这不禁让我想起，某一次上课前，班长说要宣布一件事情，班里的一位同学，因患肝硬化春节期间去世了。大家无比震惊。

据统计，每天饮 80 ~ 120 克烈性白酒，持续 10 年以上，90%以上的人会出现脂肪肝。一般情况下，慢性嗜酒者近 60% 发生脂肪肝，20% ~ 30% 最终将发展为肝硬化。

商界人士想要逃离酒局，几乎很难幸免。

我问他们："为何就做不到坚决不喝呢？"

大家笑着回答："罗老师，大家都知道你是能喝酒的，和他喝酒的时候，你要说不喝了，人家觉得你对他有意见。大家关系这么好，为了友情，也要喝啊。逃不掉的。"

我说："那把医院的检查结果拿来让他们看呢？"

大家又说："人家就会说某某是有心脏病的，他都喝了，你这个慢性的肝损伤，还能不喝吗？"

总之，我劝了大半天，大家总是有各种理由告诉我——这是大环境所致，你自己是逃不掉的。

后来，在劝说无效的情况下，我会用比较直接的方法来说明过度饮酒的危害。

　　大家无法逃脱酒局，无非就是一个面子问题；如果放下面子，也就不喝了，但是因为都是朋友，所以这个面子，是放不下的。可是，什么是朋友，真正的朋友，一定是要保护你的；如果非要把你灌得肝损伤了，才高兴，那叫什么朋友。

　　所以，要永远记得这个原则：自己的身体，自己负责。这个世界上，没有任何友情，是以彼此伤害身体健康的方式而存在的。这是衡量彼此关系的黄金标准。

　　我有个朋友，之前开公司，身体累到严重虚脱，他说甚至连抽烟的力气都没有，他当时觉得自己真的要走了。有一天，他隔着玻璃，看着那么多员工，心里想，如果我走了，这些人会怎么样？结果，得到的结论是：这些人没有任何改变，生活一切依旧，只是我这个人消失了而已。

　　所以，他开始学会放下，着手投身到中医养生行业中，创立了当归中医学堂。他就是堂主李永明先生，现在整天和中医们在一起红光满面的。

　　我觉得这是活明白了，很多人，就是缺乏这个放下的决心。

　　我们总是担心，放下什么事情以后，会严重影响我们的生活。其实，放下以后，天不会塌的，新的思路会出现，而且，往往会有更多的生机。

　　甚至可以这么说，几乎所有的放下，都会带来新的机遇。

　　比如，我们最担心的，是放下喝酒之后，沟通会变得更加艰难，订单会减少。其实，往往新的沟通形式会很快出现，可能会更加有效。况且，订单数真的跟喝酒的量成正比吗？

我觉得商界人士需要培养的是突破周围环境、引导周围环境的能力。如果只是跟着环境走，那并不能算真正的领导者。

那么，喝酒是不是就真的不好呢？

我觉得"小酌怡情，大饮伤身"这话是有道理的，任何事物都有它的两面性，有好的方面，也有不好的方面。我们发现，很多百岁老人是每天都要喝点儿酒的，但是每天喝的量非常少，酒的品种也比较多。比如有的百岁老人喝米酒，有的喝黄酒，也有喝白酒的，但是量都很少。这可能与酒能活血化瘀相关，老人的气血通畅了，寿命也就长久了。

所以，我常常对朋友们讲，不要在酒桌上喝，伤身。但是，可以回到家里，小酌一点儿，能减轻工作压力，对活血化瘀是有好处的。

酒这个东西，本身并无好坏，关键在我们如何把握它。

如果我们放下内心的奢求，不把酒作为我们获取目标的工具，那么，酒是很难伤害到我们的。

这里，讲一个《维摩经》里天女散花的故事：正在菩萨为诸弟子讲经的时候，天女出现了，在菩萨与弟子之间遍撒鲜花，散布在菩萨身上的花全落在地上，散布在弟子身上的花却粘在他们身上。弟子们不好意思，想用神力使它掉落，未果。仙女说："观诸菩萨花不着者，已断一切分别想故。譬如，人畏时，非人得其便。如是弟子畏生死故，色、声、香、味、触，得其便也。已离畏者，一切五欲皆无能为也。结习未尽，花着身耳。结习尽者，花不着也。"

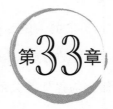

第33章

警惕!
慢跑可能会导致猝死

并非跑步令人猝死,而是人在身心极度疲惫后,再去跑步,太考验心脏了,结果导致猝死。

曾看过《每日邮报》的一篇报道，丹麦科学家做了一组长达12年、涉及近1500名慢跑爱好者的跟踪调研，结论是：每周慢跑最多跑3次，每次不能超过48分钟。如果超过了这个运动量，死亡率和从来不运动的人群一样，甚至更高。

慢跑对人是否有益？其实之前美国也讨论过。起因是一位提倡慢跑的著名教练，五十几岁时在慢跑中猝死，虽然后来证明是他心脏自身有问题，但是关于慢跑与猝死的关系，医学界一直在争论。

争论的原因是，美国每年的确有一些人在慢跑中猝死，这个数字还比较大，所以医学界不断统计、争论，数据不断被推翻。

在我的记忆里，此事至少争论了20年。我觉得，凡事如果能争论20年，也该深思了。

在中国，也不断有运动中猝死的事情发生。曾听闻一位特别出色的青年就在跑马拉松时猝死。这两年企业界离世的也多，曾听说有企业家打篮球，突然猝死；有企业家去沙漠行走训练跑步，突然猝死；有跑步机上跑着跑着就走了的；有在游泳时走了的。都是英年早逝，令人遗憾。统计下来，也不少了。

这些企业家去世的前一天在做什么？经过调查，比较一致的结论是："他们多数是在应酬、熬夜，有的是已经连续为工作熬了几昼夜……"

我觉得这就是答案了。并非跑步令人猝死，而是人在身心极度疲惫后，再去跑步，太考验心脏了，结果导致猝死。

如果统计学选取样本没有考虑这些因素，那么，人为什么猝死就永远也得不到答案。

在熬夜工作几天后，最好的放松方式就是去跑步机上跑，去游泳池游泳等运动吗？此时，运动会令头脑放松，但却会让已经极度疲劳的心脏更加劳累，如果心脏本身再有问题，这不是雪上加霜吗？心脑状态不同，如果放松一个，拖累另外一个，岂能健康？这个问题，值得大家好好思考。

所以，我建议：第一，大家不要为了工作而透支身体。要知道，为了业绩而熬夜，为了拉客户而暴饮……然后再去进行剧烈运动，这是放松情绪、伤害心脏，此事一定勿为。**第二，该休息的时候要休息，休息好了才能运动。第三，心脏有疾病要检查、要调理，调理好了才能运动。**

第34章

白领的减压大法——
清晨的静默

现在白领压力大，负面情绪多，解决之道在哪里？要记住：开心，或者幸福，本身也没有什么，任何事物都不具备令你开心或者悲伤的特质。只是，我们这么做，会开心而已。

我常常会想起少年时的清晨。那个时候，感觉一切都是新鲜的。记忆里的每个清晨，似乎都是阳光明媚的。上学之后，我常常在清晨去校园里的小树林中，背诵学习资料。那时，一切清澈如水。

后来，年龄大了，这样的清晨似乎丢失了，我们往往在忙碌中开启一天的清晨。忙着做饭吃饭，忙着去单位，忙着堵车，忙着想一天里面将要到来的工作挑战。我们基本是以急躁焦虑的心态开启一天的清晨。

我们偶尔有一个放空的清晨，大多数人却是在恶补睡眠中度过的。

现在白领压力大，负面情绪多，解决之道在哪里？

某一天，我了解到稻盛和夫先生的故事，他讲到在他儿童时期，父母曾带他去山里见一位僧人。他父亲问僧人，稻盛这个孩子将来如何。和尚打量了稻盛和夫，说这孩子以后不错。记得日后，每天清晨起来，都要双手合十，口中默念："南无阿弥陀佛，感恩，感恩！"这样，这孩子就会一生幸福。

稻盛先生说，从此以后，他每天清晨，都会双手合十，心中默念这句感恩的话。这个习惯，从未改变，一直到现在八十多岁。

这个故事让我心中有所触动。每天清晨坚持做一件这么小的事情，并坚持几十年，我们这样做过吗？有必要吗？仔细想想，有趣，有趣。

到了一定的年龄会发现，人生所有的事情都可以从两面看，都可以有不同的理解。也许，一念之差，就会有完全不同的结果。

比如，今天要下雨，乐观的人会想：真开心，今天很清凉，不用日晒了；悲观的人则会想：真倒霉，又是阴郁的天气，到底什么时候才能晴啊！

可是，换做是晴天，乐观的人会想：太开心了，阳光好明媚啊！悲观的人却忘记了阴天时的想法，立刻会想：今天真倒霉，怎么这么晒啊！

其实，事物本身，并无好坏，这是佛教所谓的"空性"。好与坏，是我们站在自己的角度看上去才产生的。你看着好，可能正是他看着坏的。比如，满街卖油炸臭豆腐的，我闻着觉得厌恶之极。可是，臭豆腐本身令人厌恶吗？它只是世界上的一种食物而已。有的人厌恶，有的人却觉得它回味无穷呢！

西施美吗？她本身并无美丑，是我们觉得她美而已。可是水中的鱼儿，却觉得她是怪物，吓得跑掉了。

唐代仕女的蛾眉，高耸的发型，现在看多么难看啊。可是当时，却觉得美得不得了，不知道多少诗人的灵感，来自于此呢！

所以总结下来，一般的事情，究竟如何，似乎与我们心中的态度密切相关；而事物本身，就在那里，不垢不净，不增不减。

如果我们调整看待事物的态度，会令我们改变很多。

国外积极心理学的研究，也为我们提供了支持。

心理学家兰格为一群 75 岁的老人设计了 1 周的实验，需要他们去一个度假地休养 1 周。他要求这些老人，不允许带任何现代物件，穿着打扮与 20 年前一样。在度假村里，电视里只播放 20 年前的新闻，报纸也是 20 年前的内容，大家谈论的新闻、分享的事情都是 20 年前的。大家可以猜测一下，1 周过后，老人会有什么变化？

结果让人惊奇不已：这些老人，平均视力提高 20%，身体状况得到了明显改善，甚至智力水平也提高了不少。拍摄 1 周前后的照片对比，请陌生人来判断老人的年龄，数据表示，1 周前后，由陌生人判断的老人平均年龄值，比他们的真实平均年龄值年轻了 3 岁。

可见，心态至关重要啊！

另外一个心理学的研究也很有趣：研究者找了两组清洁工，一组被告知，通过工作，他们每天得到锻炼，燃烧了很多卡路里，心脏更健康；一组为控制组，没有任何告知。然后，让大家去做同样的工作。

大家想知道几周后，发生了什么吗？

实验结果非常有趣：被告知没太锻炼的那一组，胆固醇含量明显低于控制组，同时，体重下降得更加明显。

实验的结论是：同样的工作，看法不同，心态不同，身体状态截然不同。

我们都是上班族，希望自己是哪一类人呢？

再给大家举个例子，是心理学家怀斯曼（Richard Wiseman）的实验：他将人分为两组，一组认为自己很幸运，另一组认为自己很倒霉。同样阅读一份报纸，数出报纸里面有多少图片。实际上在报纸第二版上就写着："别找了，报纸里有 43 张图片。"

那么，结果如何呢？会有差异吗？

实验结果是：认为自己幸运的人，平均只花了几秒钟就完成了任务；而认为自己不幸运的人，平均花了2分钟。同时，在报纸的中缝有个提示，告诉大家您获得了25美元的奖金。认为自己幸运的人，几乎都发现了获得奖金的提示，并成功领取了奖金；而认为自己总是倒霉的人，几乎没有观察到这个提示。

实验结论：习惯性的心境会影响洞察力与效率。现在越来越多的心理学研究显示，对待一件事情的态度，甚至会影响这个事情后来的走向。

我们经常说"相由心生"，由心而生的并不仅仅是你的面容。"相"，在佛教中指的是你周边所有的事物。那么，"相由心生"的含义，应该是你拥有什么样的世界，取决于你抱持着什么样的内心。

那么，我们要怎样才能尽量用乐观的心态看待事物呢？

稻盛先生所做的就是一个非常好的修行法门：每天清晨，开启乐观的大门。

这也是很多修行者在做的。每天清晨，静默一会儿，在静默的时候，大家将自己导入这样一个轨道：我愿意为众生而做事，我愿意帮助众生，我愿意发出我的美好愿望，我愿大家都变得美好。在大家美好的同时，我也越来越美好。由此，开启美好的一天吧！

稻盛先生每天清晨的感恩，就是其中一个简单的模式。感恩，意味着我对自己感到满意，感谢上天让我如此幸福。这是一种内心富足的状态，同时，也会发愿把这种美好送给所有的人。以这种心态开启每一天，我们相信，这样的人，每天都会以微笑去迎接工作和生活的。

每天坚持做一件事情，这是仪轨。不要小瞧这仪轨，它会让你的某种思维，变成习惯，并会因此而保持下去。

很多修行的人，都会保持清晨静默这个习惯。他也许并不特别，可他就是比较乐观，别人看到他也比较容易开心。这种快乐感会传递开来，开心的事情也会接踵而至。

但是，要记住：开心，或者幸福，本身也没有什么，任何事物都不具备令你开心或者悲伤的特质。只是，我们这么做，会开心而已。

清晨片刻的静默与祈愿，这是一个小的习惯，大约会占用我们几分钟的时间。可是，这几分钟，可能会对您的一天形成正向的影响。或许，这个世界上没有什么神秘的秘法。所谓的秘法，可能都是一些美好的小习惯而已。

图书在版编目（CIP）数据

救命之方／罗大伦著 . — 2 版 . — 南昌：江西科
学技术出版社，2018.4（2023.3 重印）

ISBN 978-7-5390-6242-6

Ⅰ.①救… Ⅱ.①罗… Ⅲ.①经方－汇编 Ⅳ.
① R289.2

中国版本图书馆 CIP 数据核字 (2018) 第 014553 号

国际互联网（Internet）地址：http://www.jxkjcbs.com
选题序号 ZK2015163 ／ 图书代码 D15075-207

监　　　制／黄利　万夏
项目策划／设计制作／ 紫图图书 ZITO®
责任编辑／魏栋伟
特约编辑／马松
营销支持／曹莉丽

救命之方

罗大伦／著

出版发行　江西科学技术出版社
社　　址　南昌市蓼洲街 2 号附 1 号　邮编 330009
　　　　　电话：（0791）86623491　86639342（传真）
印　　刷　嘉业印刷（天津）有限公司
经　　销　各地新华书店
开　　本　710 毫米 × 1000 毫米　1/16
印　　张　14.5
印　　数　73001-77000 册
字　　数　140 千字
版　　次　2015 年 11 月第 1 版
　　　　　2018 年 4 月第 2 版　2023 年 3 月第 7 次印刷
书　　号　ISBN 978-7-5390-6242-6
定　　价　49.90 元